广州市科学技术协会
广州市合力科普基金会 扶持出版

膝骨关节炎康复治疗百问百答

附患友居家运动康复指导

● 主编 姜丽 ● 副主编 谢登辉 岳博宇

SPM
南方传媒
广东科技出版社
全国优秀出版社
· 广州 ·

图书在版编目（CIP）数据

膝骨关节炎康复治疗百问百答 ： 附患友居家运动康复指导 / 姜丽主编. -- 广州 ： 广东科技出版社，2025.3. -- ISBN 978-7-5359-8450-0

Ⅰ．R684.05-44

中国国家版本馆 CIP 数据核字第 2025FS6920 号

膝骨关节炎康复治疗百问百答——附患友居家运动康复指导
XiGu GuanJieYan KangFu ZhiLiao BaiWen BaiDa—Fu Huanyou Jujia Yundong Kangfu Zhidao

出 版 人：严奉强
责任编辑：何钰怡　李　旻
装帧设计：友间文化
责任校对：李云柯
责任印制：彭海波
出版发行：广东科技出版社
　　　　　（广州市环市东路水荫路11号　邮政编码：510075）
销售热线：020-37607413
https://www.gdstp.com.cn
E-mail:gdkjbw@nfcb.com.cn
经　　销：广东新华发行集团股份有限公司
印　　刷：广州市彩源印刷有限公司
　　　　　（广州市黄埔区百合3路8号　邮政编码：510700）
规　　格：787 mm×1 092 mm　1/16　印张13　字数260千
版　　次：2025年3月第1版
　　　　　2025年3月第1次印刷
定　　价：68.00元

如发现因印装质量问题影响阅读，请与广东科技出版社印制室联系调换
（电话：020-37607272）。

编委会

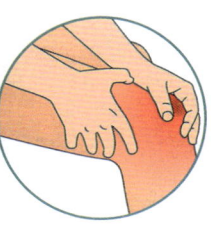

前　言

　　俗话说，人老腿先老。膝关节疼痛、行走困难是腿脚衰老的主要表现之一。

　　世界卫生组织提议将每年的10月12日定为世界关节炎日，目的是提醒人们，对骨关节炎要早预防、早发现、早诊断、早治疗，以防致残。

　　据《中国40岁以上人群原发性骨关节炎患病状况调查》报道，我国40岁及以上人群原发性膝骨关节炎的总体患病率为46.3%。对于中老年人来说，退行性膝骨关节炎是导致膝痛的常见疾病；对于喜爱剧烈运动的年轻人来说，不当的运动方式会损伤膝关节组织结构，加快膝关节退化，诱发膝骨关节炎；曾有膝关节创伤或手术经历的患友，也是膝骨关节炎的高发人群，即膝骨关节炎不再是中老年人的专属问题。

　　无论何种原因导致的膝骨关节炎，都会带来不同程度的关节疼痛、肿胀、僵硬等症状，严重影响患友的身体健康。长期疼痛更会对情绪、睡眠和日常生活质量等造成负面影响。

　　作为长期致力于骨关节疾病康复诊疗一线工作的临床工作者，我们发现大多数膝痛患友缺乏膝痛疾病的基本知识，对膝痛疾病的重视不足或对自身病情缺乏正确的判断，对康复治疗方法认识不足，采用了不正确的保健和锻炼方法，或是使用与病情不匹配的治疗方法等，导致在就医过程中走了不少弯路，延误了最佳治疗时机。因此，有必要对膝骨关节炎患友开展关于疾病基础知识和康复诊疗知识的系统性科普教育。鉴于此，我们编撰了此书。

　　本书中，编者团队收集整理了膝痛患友常见的问题，并有针对性地进行了专业解答。通过答疑解惑，科学指导膝痛患友进行规范的康复治疗，以尽快缓解疼痛，延缓疾病进展，早日恢复正常的活动能力，重返健康生活。

姜丽

2024.12

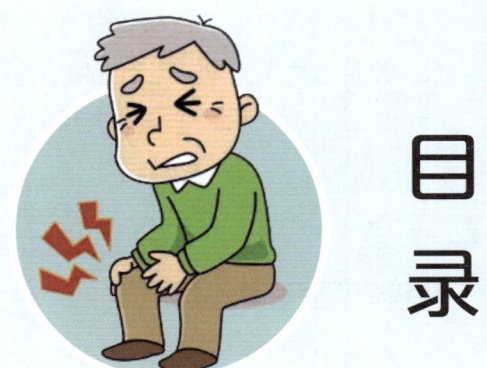

目录

第二篇

膝骨关节炎是怎么发生的？

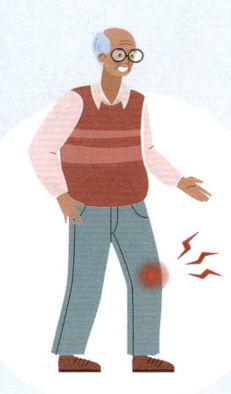

第七篇

膝骨关节炎的自我管理和预防

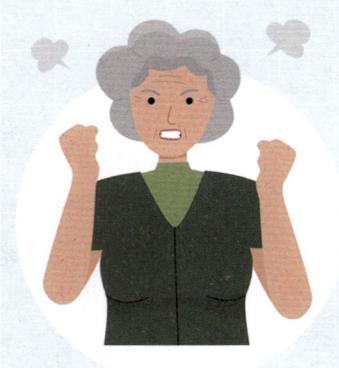

PART 1

第一篇
膝关节的结构和功能

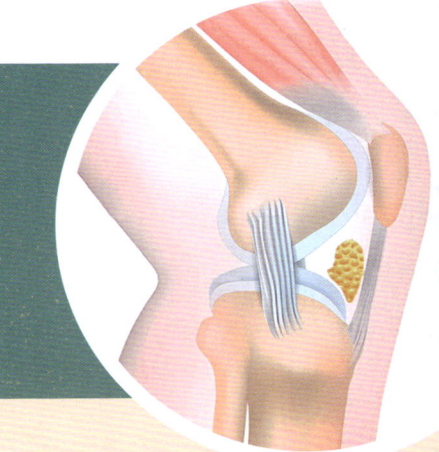

　　膝关节，人们常称其为"膝盖""波棱盖""膝头哥"，它在人体下肢功能中肩负着"承上启下"的作用，我们每日都要用膝盖完成坐、立、行、跑、跳等动作，没有了结构和功能正常的膝关节，我们将无法顺利完成各项日常活动。

　　对于膝痛患友来说，适当学习膝关节结构和功能的基本知识，有助于加强个人在日常生活中对膝关节的重视程度和主动防护意识，避免或少做危害膝关节结构的不良动作，多做有利于膝关节结构和功能稳定的锻炼。

　　接下来，让我们一起了解膝关节的结构组成和相应的功能特点吧。

1 组成膝关节的骨性关节结构有哪些?

　　膝关节是由股骨远端、胫骨近端和髌骨共同组成,其中胫骨平台内、外侧面与对应的股骨髁相互形成关节结构(图1-1)。

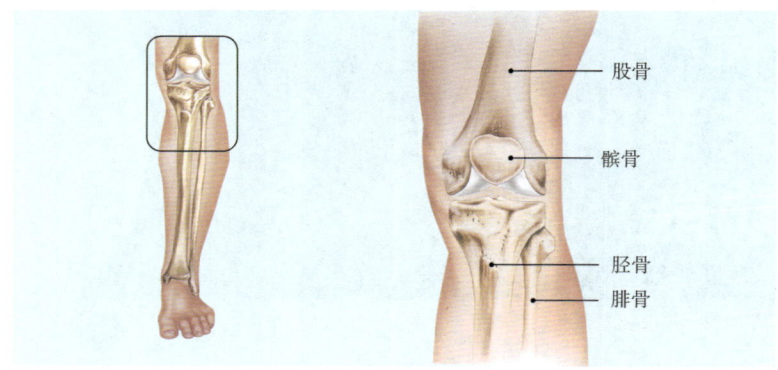

股骨
髌骨
胫骨
腓骨

图1-1　膝关节的骨骼构成

　　(1)髌骨(patella)　髌骨,俗称"膝盖骨",在体表可触摸到。其位于股骨下端前方,股四头肌肌腱深处。髌骨前表面较粗糙,而后关节面则被一层厚达4~5毫米的关节软骨所覆盖。这个软骨表面的一部分和股骨髁间沟相连,形成髌股关节。

　　正常膝关节屈曲时,髌骨会向远端(即小腿方向)滑动;正常膝关节伸直时,髌骨会向近端(即大腿方向)滑动。髌骨在不同屈膝角度时的位置见图1-2。髌骨只有稳定维持在股骨髁间沟内,才能保证自身的顺利滑动。由于髌骨所在位置的特殊性,其后方的软骨非常容易发生磨损。软骨磨损所致的髌股关节炎是引起中老年人群膝痛的常见疾病。

　　(2)股骨远端　股骨远端是较大的外骨节和内骨节。外上髁和内上髁分别从外骨节和内骨节向外突出,为稳定膝关节的韧带提供了附着点。此外,一个大的髁间切迹将外骨节和内骨节分隔开,为交叉韧带的

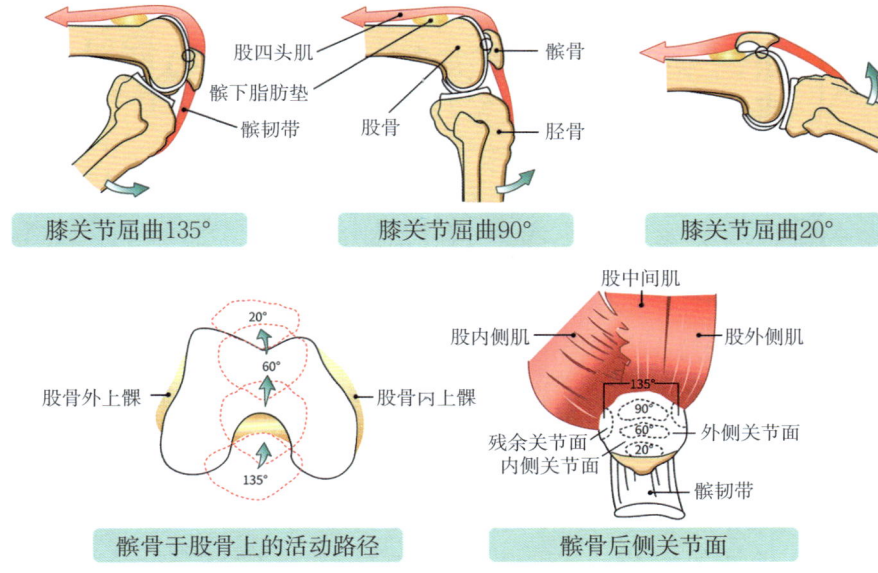

膝关节屈曲135°　　膝关节屈曲90°　　膝关节屈曲20°

髌骨于股骨上的活动路径　　髌骨后侧关节面

图1-2　髌骨在不同屈膝角度时的位置

穿行提供了通道。

（3）胫骨近端　胫骨近端相对胫骨干的长轴呈现出向后下方的倾斜。新生儿在出生时，胫骨的后倾程度最大，随着年龄的增长，后倾角度逐渐减小，习惯于下蹲姿势的人群，其胫骨后倾程度更明显。

小提示

正常的髌骨结构有助于防止其向外半脱位（即脱臼）。

髌骨位于股四头肌肌腱深处，股四头肌的强烈收缩会对髌骨产生向外的拉力，因此髌骨的活动度较大，容易有异常滑动及半脱位的风险。

外侧股骨髁间沟较平坦的人，其髌股关节较容易发生外侧半脱位。

维持膝关节结构的完整和避免暴力冲击是确保膝关节功能正常的关键因素。

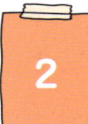
2 除骨头之外，膝关节还由哪些重要的组织结构构成？

　　包绕膝关节的关节囊、滑膜，关节内的半月板（meniscus），关节侧面的内、外侧副韧带，附着在骨头上的肌腱，以及髌骨下方的髌下脂肪垫等都是构成膝关节的重要部分。膝关节正、侧位结构见图1-3。这些组织结构紧密相邻，在功能上相辅相成，共同维持膝关节的稳定性和灵活性，保证人体能顺利完成站立、行走和跑跳等功能。

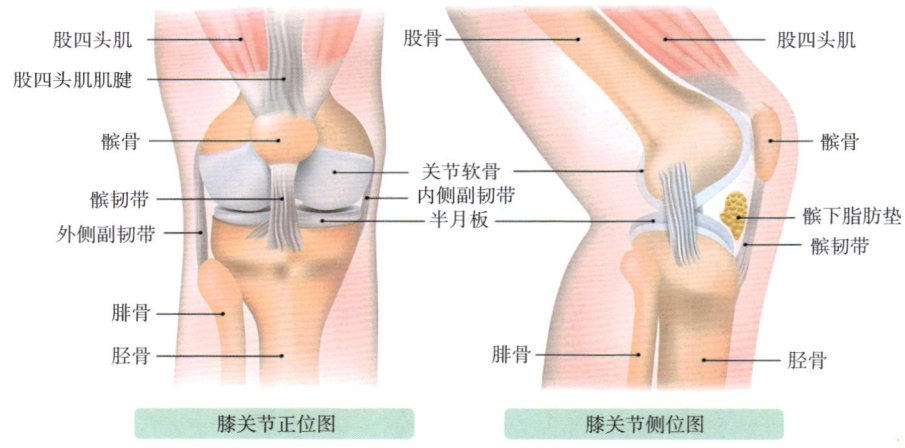

图1-3　膝关节正、侧位结构

小提示

　　对于医生来说，明确导致膝痛的组织结构部位和分布范围，有助于准确判断病情严重程度，以及制订更个体化和精准化的康复治疗方案。

　　对于患友来说，了解膝关节的结构及其相互间的关系和功能，有助于在日常生活中采取有效措施保护膝关节，同时在锻炼时也能注意避免不当动作，从而更好地维护膝关节的健康。

3 正常膝关节软骨分布在哪里，它们起到什么作用?

构成膝关节的骨骼表面覆盖着一层光滑且呈浅黄色的透明软骨，这层软骨主要分布在股骨、胫骨、髌骨的关节面上（图1-4）。其作用如下：

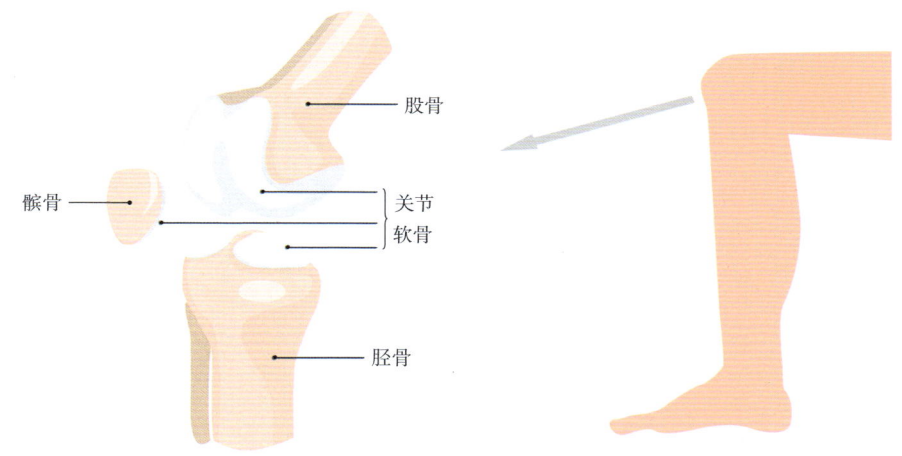

图1-4　膝关节软骨的分布

（1）减少摩擦　软骨光滑的表面能减少骨头间的摩擦和碰撞，使关节能够灵活地屈曲、伸展和转动。

（2）维持稳定　软骨不仅覆盖在关节表面，还以半月板的形式存在于胫骨和股骨之间。这种结构有助于维持关节的稳定性，减少关节脱位的风险。

（3）缓冲冲击　软骨本身具有一定弹性，能够吸收、分散关节在行走、跑步和其他剧烈活动时产生的冲击力，有助于减轻关节和骨骼的压力，保护骨及其他结构免受损伤。

（4）分散负重　软骨可均匀分散人体的重量负荷，减轻特定区域的负荷压力。

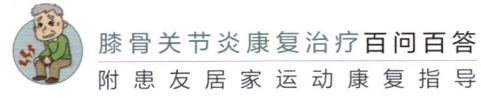
小提示

膝关节软骨细胞具有修复和再生的能力，但修复过程较慢。通过适当的运动和保持健康的关节状态，可以促进软骨的健康和维持关节的正常功能。

一般来说，软骨越厚，关节寿命越长，如想了解自己软骨的健康状况，可以去附近的医院预约膝关节磁共振成像（MRI）检查。

4 交叉韧带在哪里，有什么作用?

交叉韧带，又称十字韧带，因两条韧带彼此交叉而得名，是稳定膝关节的重要结构。

根据韧带在胫骨上的附着点位置，可区分"前"与"后"：前交叉韧带起自股骨外侧髁的内侧面，斜向前下方，止于胫骨髁间隆起的前部和内、外侧半月板的前角，部分与外侧半月板前角融合；后交叉韧带比前交叉韧带厚且强韧，起自股骨内侧髁的外侧面，斜向后下方，止于胫骨髁间隆起的后部和外侧半月板的后角（图1-5）。

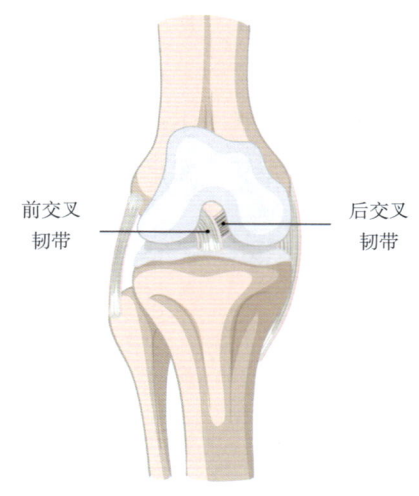

前交叉韧带　　　后交叉韧带

图1-5　前、后交叉韧带

交叉韧带的作用如下：

1）前交叉韧带可限制胫骨相对于股骨过度前移。

2）后交叉韧带可限制胫骨相对于股骨过度后移。

3）当膝关节活动时，两条韧带各有一部分纤维处于紧张状态，共同限制膝关节的过伸、过屈及过度旋转。

4）两条韧带相互协同，进一步限制膝关节的过度运动，保证膝关节的稳定性。

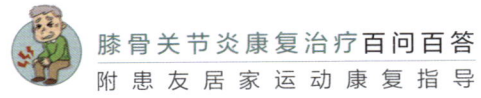

小提示

　　前交叉韧带损伤的患友较膝关节正常退变的患友患膝骨关节炎的概率高4倍，而半月板和前交叉韧带联合损伤的患友，这一风险更是高至6倍。研究发现，前交叉韧带损伤的患友在10～20年后有50%的概率罹患膝骨关节炎，这一比例显著高于同年龄段未受损人群的膝骨关节炎患病率。

　　合并交叉韧带或半月板损伤的患友，一定要重视伤后出现的关节疼痛、肿胀等不适，并及时接受规范诊疗。这些不适的症状可能正是膝骨关节炎发出的预警信号！

5 膝关节侧副韧带有什么作用?

　　侧副韧带,顾名思义,就是附着在膝关节骨性关节面侧方的韧带。膝关节有两条侧副韧带,分别是内侧副韧带和外侧副韧带(图1-6)。它们就像两个卫士一样,牢牢地守护着膝关节内、外侧结构的稳定,保护半月板等关节内部结构的安全。另外,在膝关节进行屈伸等运动时,侧副韧带还可有效地限制膝关节过度外翻、内翻和旋转,保证膝关节运动的稳定性和动作的协调性。

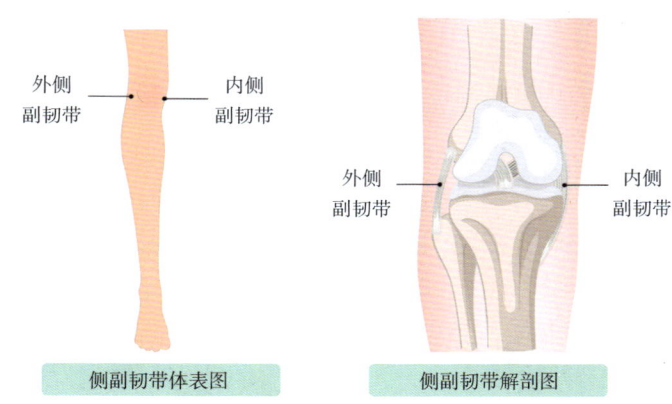

外侧副韧带　　内侧副韧带

外侧副韧带　　内侧副韧带

侧副韧带体表图　　　　侧副韧带解剖图

图1-6　内、外侧副韧带

小提示

　　随着年龄的增长,膝关节周围肌腱、韧带等组织老化,关节易出现多种退行性改变,如关节软骨磨损变薄、半月板退变外突、关节边缘骨质增生、关节滑膜增生,以及内、外侧副韧带松弛或退变等一系列问题。由于每位患友的个体差异,韧带退变和老化的严重程度各有不同。

　　韧带松弛后,会造成关节囊稳定性下降、关节畸形等问题,不仅导致关节疼痛和活动受限,还会加剧关节退变。

6　髌韧带在哪里，它对膝关节有哪些作用?

　　髌韧带，也叫髌腱，正如其名，是与髌骨相连的韧带。它位于膝关节囊正前方，其中部后方紧邻关节面。髌韧带起自髌骨下端，向下延伸并止于胫骨结节，是大腿和小腿之间重要的连接结构（图1-7）。

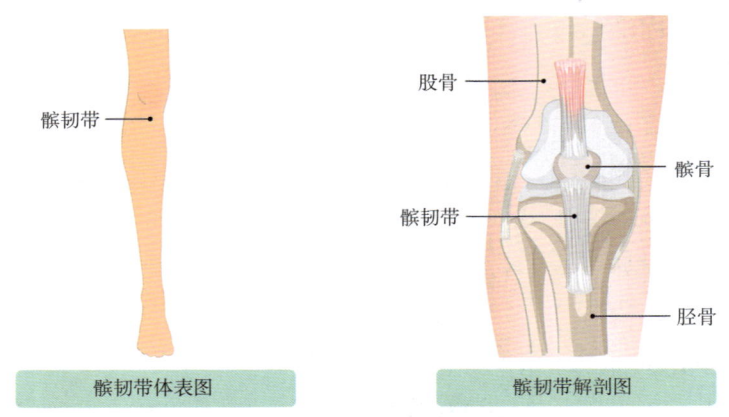

髌韧带

股骨
髌骨
髌韧带
胫骨

髌韧带体表图　　　　髌韧带解剖图

图1-7　髌韧带

　　髌韧带与大腿前群肌、髌骨共同组成伸膝结构，是完成伸膝动作重要的"联盟成员"。 伸小腿时，髌韧带向下传导大腿肌群的收缩力量，并通过髌骨的杠杆作用牵拉小腿，从而完成伸膝动作并实现对小腿的控制。

　　健康状态的髌韧带可保证我们顺利完成日常上下楼梯、跳跃、下蹲等动作。但长期过度使用膝关节，如频繁跑跳等，会使髌韧带处于超负荷状态。另外，膝关节周围肌肉的柔韧性不足（尤其是股四头肌过度紧张）及踝关节灵活性下降，使得运动过程中下肢力量传导异常，也会使髌韧带出现劳损。

　　对于慢性病程的患友而言，髌韧带可能因机化增生而发生变化，导致局部组织形成瘢痕粘连及软组织短缩等改变，这些改变会引起慢性顽固性疼痛。因此，及时关注并采取适当的保护措施至关重要。

7 髌下脂肪垫在哪里，它有哪些作用？

髌下脂肪垫是膝关节前部的脂肪组织，位于髌骨下方，髌韧带后方，髌骨、胫骨和股骨之间，横截面形状近似三角形（图1-8）。正常脂肪垫的触感是柔软的，如果有炎症，触压时会有胀痛不适感。

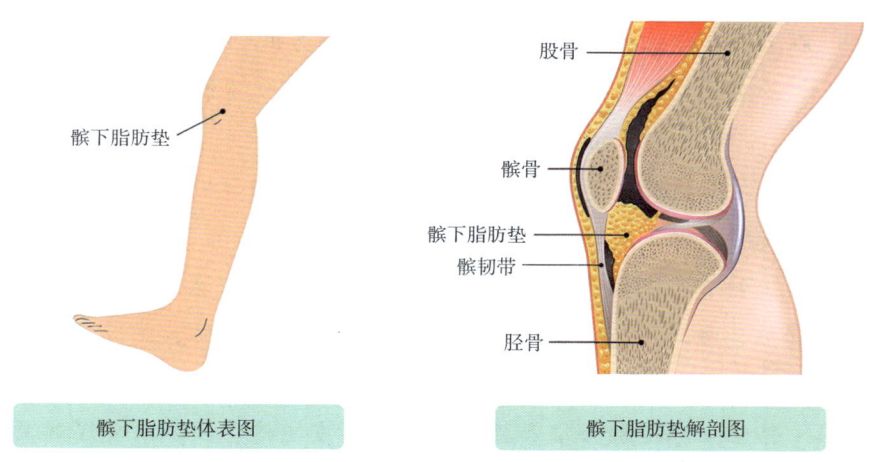

髌下脂肪垫

股骨

髌骨

髌下脂肪垫
髌韧带

胫骨

髌下脂肪垫体表图　　　　　髌下脂肪垫解剖图

图1-8　髌下脂肪垫

不要小瞧这一团三角形的脂肪组织，它的用处可大了。

（1）具有衬垫及减震作用　大腿肌肉收缩时，髌下脂肪垫内的压力增加，使其成为坚硬的实体并填充关节面的多余空间。这一特性不仅限制了膝关节的过度活动，还有效吸收了运动过程中产生的震荡，因此髌下脂肪垫是维持膝关节正常功能的重要结构之一。

（2）保持膝关节良好的生物力学结构　作为一种极具柔韧性的组织，髌下脂肪垫在膝关节运动过程中，能够灵活地改变自身形状和位置，以此优化关节和肌腱的对齐方式。这种特性在不同屈膝角度下均可

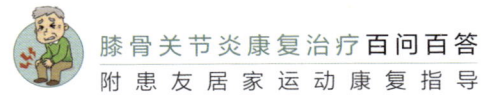
激活股四头肌，从而维持膝关节的生物力学平衡。

（3）储存膝关节的修复细胞　近期研究发现，髌下脂肪垫也是膝关节修复细胞的重要储存库。当膝关节遭受急性损伤时，髌下脂肪垫会向膝关节运输细胞，帮助调节炎症反应并促进膝关节组织愈合。如果髌下脂肪垫本身受损，其修复功能也会受到影响。

小提示

以下患友要注意了，你们比普通人更容易出现髌下脂肪垫炎：

· 前交叉韧带损伤造成膝关节不稳定的患友（髌下脂肪垫更易被挤压、撞击，进而导致髌下脂肪垫炎）。

· 膝关节过伸（伸膝角度超过0°）、全身韧带松弛和扁平足患友（过伸时，髌下脂肪垫被压缩得更严重）。

· 膝关节易受暴力冲击者，如足球运动员、橄榄球运动员、体操运动员、舞者等，以及一些重体力劳动者（活动时，髂胫束与股骨外上髁的摩擦过程中，对下方的髌下脂肪垫造成压迫和刺激）。

· 髂胫束摩擦综合征和膝骨关节炎患友（这些疾病改变了膝关节的结构和功能，从而增加了髌下脂肪垫受挤压和损伤的风险）。

8 **膝关节滑膜有什么作用?**

膝关节滑膜分布在关节囊内层,是光滑的薄膜样结构,除关节软骨、半月板外,关节腔内的肌腱、韧带等组织均被关节滑膜包裹(图1-9)。

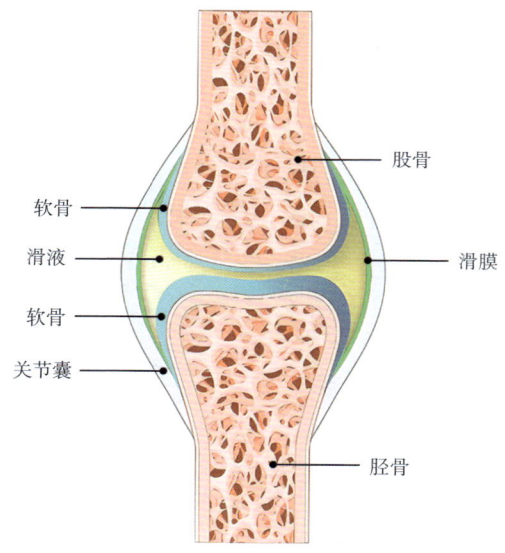

股骨

软骨

滑液

软骨

关节囊

滑膜

胫骨

图1-9 膝关节滑膜

滑膜功能很强大,具体如下:

1)分泌及吸收关节滑液,减少关节内、外组织间的摩擦。

2)通过滑膜内毛细血管网为关节提供营养。

3)吸收关节受到的冲击力,保护关节软骨。

4)分泌免疫刺激细胞因子,发挥免疫防御作用。

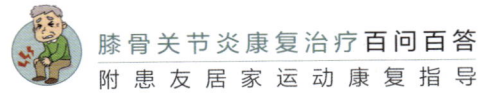
小提示

　　滑膜炎的严重程度与疼痛评分成正比。伴有中、重度滑膜炎的膝骨关节炎患友，其持续膝痛的风险较无滑膜炎患友增加4.73倍。

　　膝关节肿胀多由滑膜发炎引起的关节内积液所致。如有条件，应尽快就医，明确导致滑膜积液的病因和严重程度，及时、规范诊治滑膜炎和相关疾病，可避免延误病情，对关节造成持续损伤。

　　多种诱因可导致关节滑膜炎和关节内反复积液，患有慢性滑膜炎的患友在日常生活中应做好关节保暖等保健预防措施，并避免不当负重和食用刺激性食物，以减少滑膜炎的发生频率和病情的反复发作。

9　半月板在哪里，它有什么作用?

半月板属于膝关节内部结构，分为内侧半月板和外侧半月板，它们分别位于股骨内、外侧髁和胫骨之间（图1-10）。虽然被称为半月板，可实际上，它们的形状不像半个月亮，从上往下看，内侧半月板像"C"形，外侧半月板像"O"形。

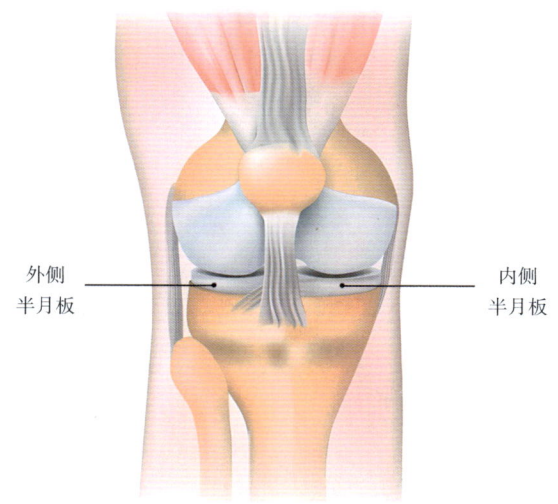

外侧
半月板

内侧
半月板

图1-10　内、外侧半月板

半月板的结构特点和作用包括：

1）位于胫骨边缘的半月板（即外缘）最厚，向内侧逐渐变薄，在膝关节内部的半月板（即游离缘）最薄。外侧厚、中间薄的结构特点**可扩大股骨与胫骨间的骨性关节接触面，进一步增加膝关节的稳定性**。

2）构成半月板的主要成分为纤维软骨，纤维软骨具有一定硬度和弹性，**可起到支撑和缓冲压力的作用**。

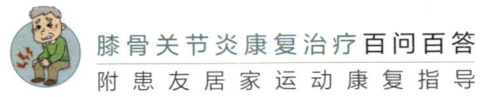

小提示

　　半月板是保持膝关节灵活性和稳定性的重要结构之一，半月板损伤后，会给膝关节带来不小的麻烦。比如，半月板短期内急性损伤，受损侧膝关节会出现肿胀、疼痛、绞锁等症状，影响运动。如果半月板持续损伤，会降低膝关节的稳定性，不仅影响膝关节的正常活动，还会引起膝关节软骨磨损、退变，继发膝骨关节炎。

　　一旦发生膝关节损伤，应及时前往正规运动康复门诊规范评估半月板损伤程度，积极接受个体化康复治疗，避免病情加重，引发膝骨关节炎。

10 鹅足囊在哪里，它有什么作用?

鹅足肌腱由缝匠肌、股薄肌及半腱肌肌腱组成，因形如鹅足而得名，它位于膝关节内侧，紧贴胫骨上端前内侧区域。鹅足囊是由这3个肌腱之间紧密相连的致密纤维膜所构成的滑囊，位于鹅足肌腱和内侧副韧带之间（图1-11）。

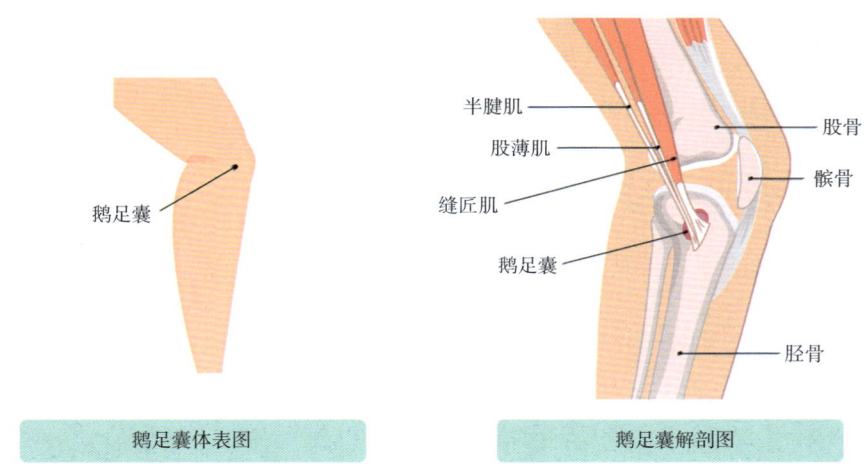

鹅足囊体表图　　　　　　　　　鹅足囊解剖图

半腱肌　股薄肌　缝匠肌　鹅足囊　股骨　髌骨　胫骨

图1-11　鹅足囊

鹅足肌腱和鹅足囊的主要作用包括：

1）鹅足肌腱可防止行走或跑步时膝关节过度旋转与外翻。

2）鹅足囊具有缓冲与润滑的作用，可防止鹅足肌腱与骨骼过度摩擦，造成损伤。

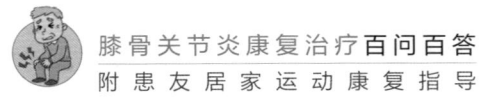

小提示

膝骨关节炎患友常常伴有膝内侧痛，这与鹅足肌腱炎、鹅足滑囊炎有一定关系。除了膝骨关节炎患友，以下也是发生鹅足肌腱炎、鹅足滑囊炎的高风险人群：

·下肢力线异常的人群：如扁平足、膝内/外翻患友。因对膝内侧产生额外压力和摩擦，易造成鹅足肌腱炎、鹅足滑囊炎。

·大腿肌力薄弱的人群：大腿内、后侧肌肉力量薄弱易出现鹅足肌腱劳损，进而造成鹅足肌腱炎。同样，由于大腿前、外侧肌肉力量相对较强，增加了膝内侧的压力和摩擦。

·下肢发力模式错误的人群：常见于经常运动者，由于发力模式错误，造成肌肉代偿，也会间接引起鹅足肌腱炎、鹅足滑囊炎。

11 髂胫束和膝骨关节炎的发生有关吗？

作为人体最大的韧带，髂胫束连接髂嵴和胫骨，位于髋关节和膝关节的外侧，由横跨膝关节、髋关节和大腿的深筋膜增厚形成，是人体最强韧的筋膜之一（图1-12）。

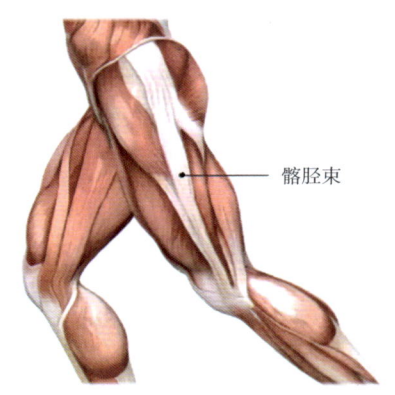

髂胫束

图1-12　髂胫束

髂胫束在人体行走、跑步等活动中起关键作用。在行走或跑步过程中，大腿进行屈曲和外展动作时，髂胫束会随之紧张，从而增加关节的稳定性。髂胫束与大腿肌群协同工作，帮助吸收和分散运动时产生的冲击力。

同时，髂胫束也是人体最大摩擦力的产生源。由于其紧张性和产生的摩擦力，因此也容易引发运动损伤。

小提示

膝骨关节炎患友可能有髂胫束摩擦综合征的表现，但通常不是唯一症状，需要结合其他症状和体征进行诊断和分析。

髂胫束摩擦综合征和膝骨关节炎的发生、发展具有显著相关性。研究显示，导致髂胫束摩擦综合征的生物力学因素，如膝内翻、内收肌激活过早等，也与膝骨关节炎的发生呈显著相关性，但并非所有的髂胫束摩擦综合征患友都会发展成膝骨关节炎。

膝关节周围的肌肉包括**大腿前侧**、**后侧**、**内侧**、**外侧**及**小腿后侧**的肌肉（图1-13）。这些肌肉的位置、名称、组成、完成的动作、功能见表1-1。肌肉质量和功能水平与膝骨关节炎的发生、发展及症状缓解有密切关系。

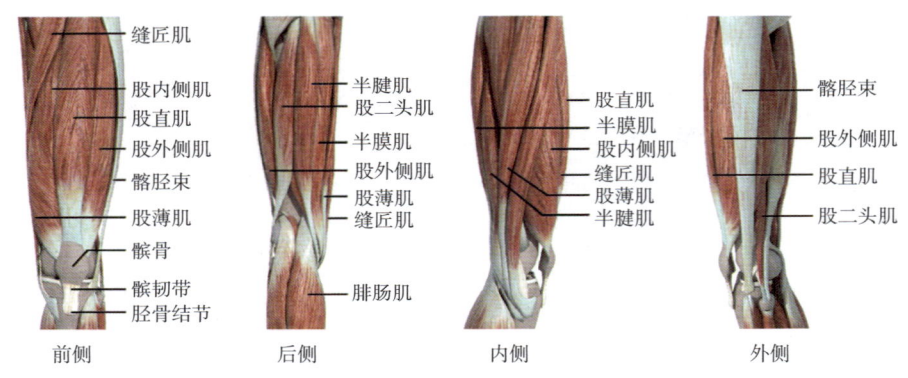

图1-13 膝关节周围的肌肉

表1-1 膝关节周围肌肉综合信息表

位置	名称	组成	动作	功能
大腿前侧	股四头肌	股直肌、股中间肌、股外侧肌、股内侧肌	伸膝关节	维持膝关节的稳定性
大腿后侧	腘绳肌	半腱肌、半膜肌、股二头肌长头	屈髋、膝关节	维持膝关节的稳定性
大腿内侧	内收肌群	股薄肌、长收肌、耻骨肌、短收肌、大收肌	内收髋、膝关节，协助腰腹部肌肉的收缩	维持髋、膝关节的稳定性

（续表）

位置	名称	组成	动作	功能
大腿外侧	—	阔筋膜张肌、髂胫束	伸膝关节	维持骨盆、髋关节的稳定性，在步行中保持运动的平衡
小腿后侧	腓肠肌	腓肠肌内、外侧头	屈膝关节	完成行走、跑步、跳跃等运动中的蹬地动作

小提示

　　膝骨关节炎患友因腿部肌肉的失用性萎缩，伸肌、屈肌力量明显下降。当股内侧肌力量不足时，髌骨会偏向肌肉力量更强的外侧，导致髌骨与外侧组织摩擦增加，产生炎症性疼痛。股四头肌力量减弱会加重膝痛，并促进膝骨关节炎的发展，肌肉萎缩、疼痛和病情进展之间形成恶性循环。

　　加强肌力训练有助于增加膝关节的稳定性，改善胫股关节、髌股关节面的应力分布，起到缓解膝痛、改善膝关节功能的作用。

13 什么是下肢力线，膝关节力线异常有哪些表现？

从解剖学专业角度来讲，下肢力线就是"下肢各器官的结构学连接线"；从生物力学专业角度来说，下肢力线就是"双腿的重力线"；通俗来讲，下肢力线就是"双腿的线条"。

正常的下肢力线有助于维持身体的平衡和稳定，减轻膝关节和附属韧带的负担。

膝关节力线异常是指力线在膝关节处分布不均匀或不正常，这可能会导致膝关节和周围结构的压力过大，增加受伤的风险。常见的膝关节力线异常表现包括**膝内翻畸形（即O型腿）**和**膝外翻畸形（即X型腿）**，以及髌骨活动轨迹异常等。

正常及异常的下肢力线见图1-14。

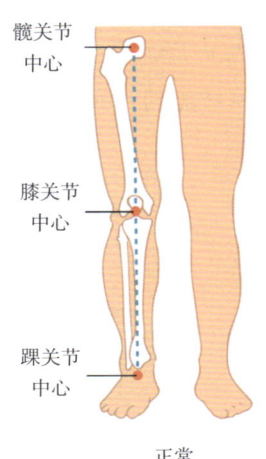
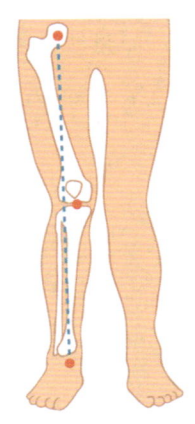

髋关节
中心

膝关节
中心

踝关节
中心

正常　　　　　　　膝内翻　　　　　　　膝外翻

图1-14　正常及异常的下肢力线

小提示

下肢力线通过测量膝内翻角度（股骨机械轴与胫骨机械轴的夹角）进行评价，理想角度为 $0° \sim 5°$。国人参考值为男性 $(2.2 \pm 2.7)°$，女性 $(2.2 \pm 2.5)°$。

力线异常会导致膝关节受力不均，加速膝关节退变和磨损，从而诱发或加重膝骨关节炎相关症状。因此，纠正膝关节力线异常是膝骨关节炎治疗方案的重要组成部分。

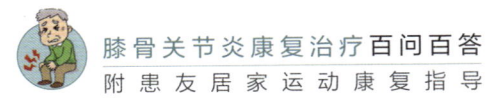

14 **膝关节承受的负荷与膝痛有关吗?**

　　人体的运动模式和步态方式与膝关节承受的负荷有很大关系。从站立、行走、上下楼梯到下蹲的姿势变化中,膝关节负重逐渐增大。

　　研究数据发现,站立位时,膝关节的静态受力(双足着地)是体重的**0.43倍**,而行走时膝关节受力可达体重的**3.02倍**,上楼梯时则达到体重的**4.25倍**。下蹲时,膝关节所受负重可达站立负荷的**8倍**。穿高跟鞋上下楼梯时膝关节负荷是体重的**7~9倍**。长期高负荷状态下的膝关节很容易发生磨损,进而出现膝痛和膝骨关节炎的其他症状。

小 提 示

　　膝关节在我们站立、行走、跑跳等动作中承受极大的负荷,容易受伤。日常生活中,患友们应了解不同动作模式下膝关节的负荷情况,避免做增加膝关节负荷的不良姿势和不当运动;同时要加强体重管理,避免因自身体重过重而对膝关节造成过度负荷和不良影响。

15 维持膝关节运动稳定性的组织结构有哪些？

膝关节的结构特点可概括为三块骨、四面围、板和带、屈可回。

1）三块骨：股骨、胫骨及髌骨。

2）四面围：前、后及两侧共四面均有韧带包围。

3）板和带：半月板及交叉韧带。

4）屈可回：膝关节能做屈伸运动，屈曲时可有回旋运动。

膝关节的稳定性由以下多种组织结构维持：

1）内、外侧半月板的凹陷结构增加了胫骨、股骨间连接的稳定性。

2）前、后交叉韧带主要维持前后运动及屈伸运动的稳定。

3）内、外侧副韧带和髂胫束在膝关节内旋、外旋、内翻、外翻的动作中稳定膝关节。

4）强有力的肌肉和肌腱不仅为运动提供动力，还有增加膝关节稳定性的作用。

小提示

膝关节的正常活动是各个组织结构相互配合、协调的结果。上述这些组织结构若有一项受损、退变或是强度不足，都会影响膝关节运动的稳定性，增加膝关节受伤的风险。

膝骨关节炎患友由于膝关节组织结构退变，如软骨磨损变薄，韧带松弛、弹性变差，滑膜炎引发疼痛及疼痛限制活动导致肌力下降，本体感觉减退等情况，膝关节的运动范围和运动稳定性受到不良影响，从而增加了跌倒的风险。

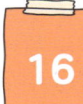
16 膝骨关节炎只有骨头发炎吗？

我们需要向各位患友普及一个新观点：**膝骨关节炎是一种全膝关节退行性疾病**。也就是说，膝骨关节炎不仅仅是骨关节部位发炎。

尽管关节软骨退变和骨质增生是膝骨关节炎的特征性变化，但炎症和退变也会累及关节内外滑膜组织、韧带，关节半月板，关节周围肌腱、滑囊等结构（图1-15），发生滑膜炎、韧带损伤、半月板撕裂、膝关节游离体、腘窝囊肿、鹅足滑囊炎、膝内/外翻等病情变化。而且，根据个体病情严重程度不同，每位患友发生的组织损伤程度和类型也各有不同。

膝骨关节炎患友多表现为膝盖肿痛、上下楼梯痛、坐立行时膝部酸痛不适、运动受限等，也有患友表现为关节肿胀、弹响、积液等，甚至症状反复。这些不适的症状与炎症的发生部位和严重程度有关。如不及时治疗，病情将持续加重，严重者会导致关节畸形和行走困难。

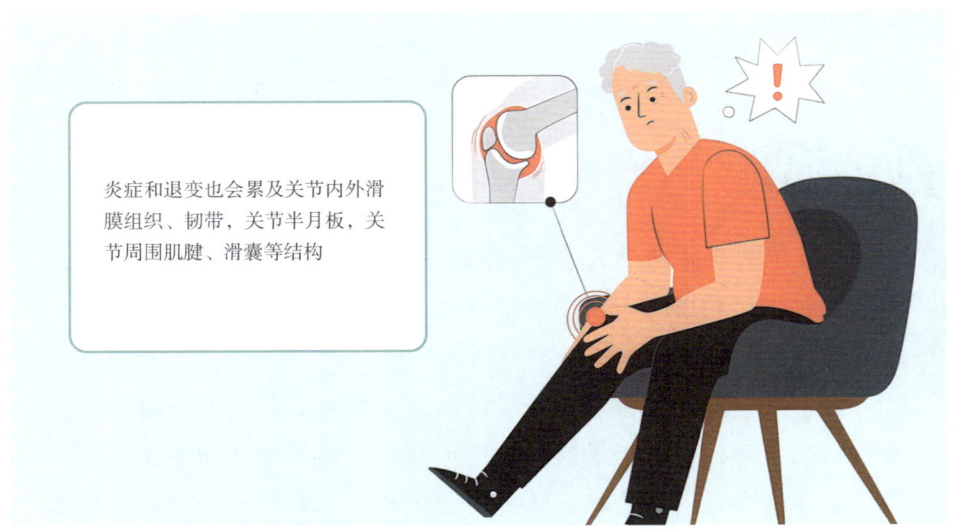

炎症和退变也会累及关节内外滑膜组织、韧带，关节半月板，关节周围肌腱、滑囊等结构

图1-15　膝骨关节炎不仅仅是"骨头"发炎

小提示

　　不少中老年患友认为，人老了，关节也会老，痛一些也没什么，忍忍就过去了，不太重视规范就医。膝骨关节炎病情分轻、中、重度，希望中老年患友重视膝关节健康，做到早预防、早发现、早诊断、早治疗，合理使用膝关节，避免病情持续进展和加重。

PART 2

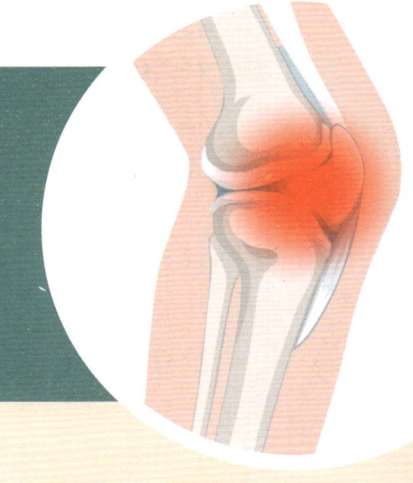

第二篇
膝骨关节炎是
怎么发生的?

　　膝骨关节炎是中老年人群中最常见的退行性关节疾病之一。它的发生与多种因素密切相关,包括年龄、体重、遗传、活动水平及关节损伤等。随着人口老龄化的加剧,膝骨关节炎的患病率正在逐年上升,严重影响患友的生活质量和活动能力。

17　膝关节是如何退变的?

　　膝痛患友常常拿着写有"膝关节退行性改变"结果的X线、计算机断层扫描（CT）或者MRI报告单来康复医学科就诊。根据患友病情，结合影像学报告，接诊医生往往给出"退行性关节炎"的疾病诊断。

　　膝关节退行性改变的影像学特征包括关节间隙变窄，关节面增生硬化，关节面下囊变，关节面边缘骨质增生。MRI检查还可发现并判断关节软骨退变程度、交叉韧带损伤、半月板撕裂和骨髓水肿等情况。

　　膝关节的成长至退变分为4个阶段:

　　阶段一:成长期，18岁之前是膝关节的成长期。

　　这一阶段的疼痛主要有两种情况，一是骨骼发育带来的生长痛，二是活动量过大引起的膝关节损伤。

　　阶段二:黄金期，18～30岁，膝关节迎来黄金期。

　　虽然处于"巅峰状态"的膝关节自我修复能力强，但这个阶段也是人最忙碌、使用膝关节最频繁的时期。

　　阶段三:脆弱期，30～45岁，膝关节软骨产生早期轻度磨损，酸痛的频率增加，膝关节步入脆弱期。

　　软骨磨损会影响膝关节的稳定性。磨掉的碎屑还会刺激膝关节，影响周围结构，增加膝关节发生炎症和诱发韧带、肌腱劳损的风险。

　　阶段四:退变期，45岁以后。

　　这一时期，骨质开始逐渐流失，膝关节的坚固程度也随之下降。45岁以后膝关节持续退变，稍微受到不良刺激，就会产生一系列病症（图2-1）。

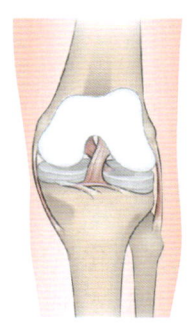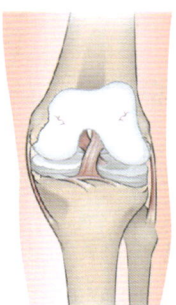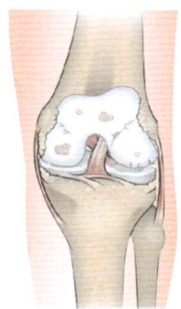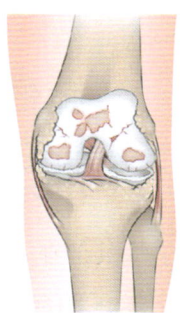

成长期　　　　　黄金期　　　　　脆弱期　　　　　退变期

图2-1　膝关节成长至退变的4个阶段

小提示

　　膝关节退行性改变和膝关节发生肿痛的症状有一定相关性。所以影像学报告提示了膝关节退变，就应及时前往专科门诊就诊，与主诊医生沟通、寻找导致膝关节退变的原因、诱因、生活习惯、损伤因素等，并积极应对。对于骨关节退行性改变，思想上要重视，做到四早，即早预防、早发现、早诊断、早治疗。

18 膝骨关节炎为什么"钟爱"中老年人？

　　膝关节在人体中是负重最大和运动最多的关节，也是人体退化最早、损伤最多的关节。膝关节软骨中有一种2型胶原纤维，它的主要作用是吸收关节液，维持软骨充足营养和正常功能。证据表明，随着年龄的增长，2型胶原纤维数量减少，进入软骨的营养物质减少，最终导致软骨愈合能力下降，对骨面的保护作用下降。

　　随着年龄的增长，膝骨关节炎的患病率也呈上升趋势。据报道，我国40岁及以上人群原发性膝骨关节炎的总体患病率为46.3%，当中不同年龄段人群的膝骨关节炎患病率见图2-2。越来越多的中老年人患上膝骨关节炎，因为膝关节疼痛和功能障碍，严重影响了晚年生活质量，给个人、家庭和社会带来巨大的疾病负担。

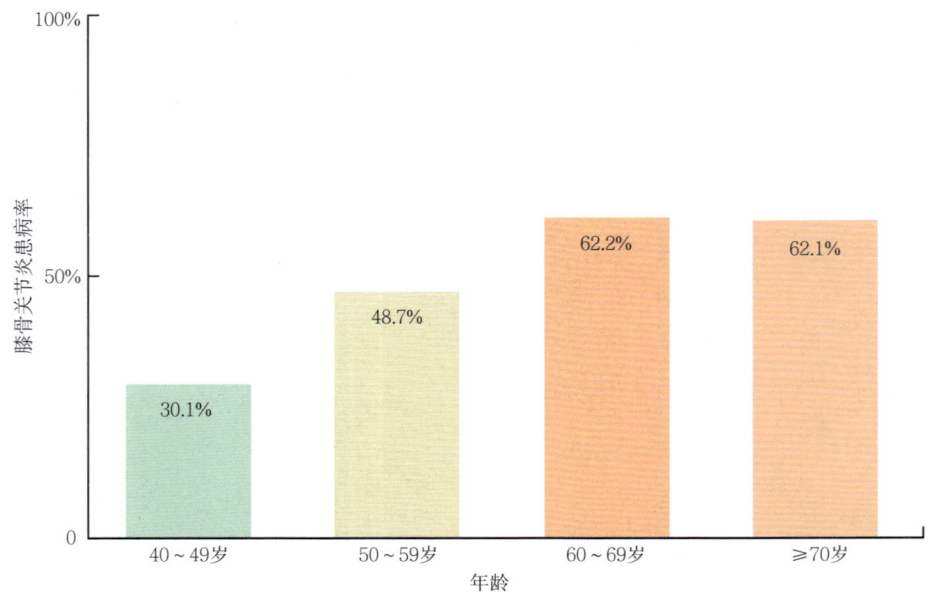

图2-2　40岁及以上人群的膝骨关节炎患病率

19　为什么女性比男性更容易罹患膝骨关节炎？

数据统计结果发现，女性膝骨关节炎的患病率为50.4%，男性膝骨关节炎的患病率为41.6%。女性比男性更容易罹患膝骨关节炎，且女性膝骨关节炎的发病年龄呈现年轻化趋势。究竟是什么原因导致女性膝骨关节炎的患病率高于男性呢？

（1）大部分女性的骨骼、肌肉不如男性强健　男性骨骼、肌肉及韧带力量相较于女性更为强健，膝关节稳定性更好。当从事持续疲劳和反复积累性劳损的工作时，女性的肌肉、韧带更易受伤且不易恢复。

（2）女性绝经后雌激素水平下降　人体骨骼、肌肉的生长和衰老都离不开激素调控。绝经后，女性雌激素水平骤然下降（女性不同年龄的雌激素水平见图2-3），肌肉、韧带松弛，使得女性的膝关节更易磨损。

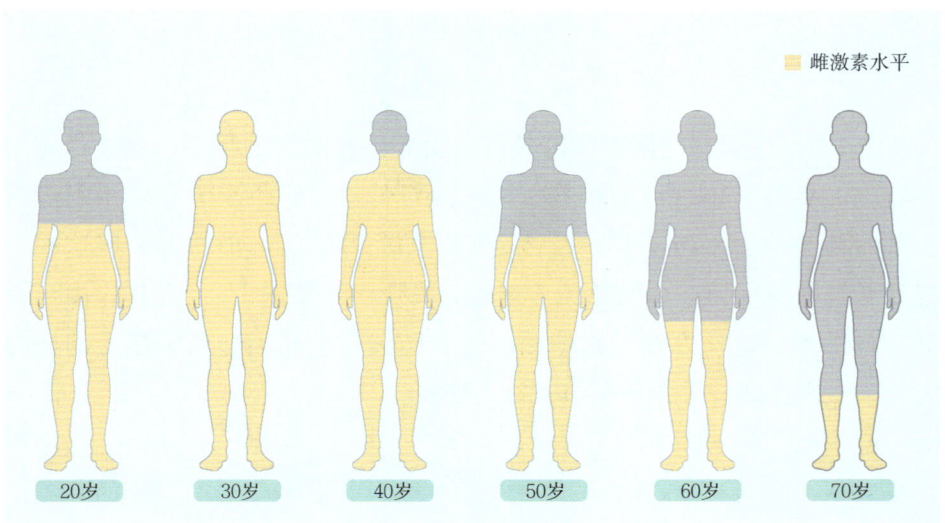

图2-3　女性不同年龄的雌激素水平

（3）**女性特殊的生活习惯**　高跟鞋作为时尚与优雅的象征，深受众多女性的喜爱。然而，长期穿高跟鞋会使身体重心前移，膝关节长期处于紧张状态，易引起关节腔及肌肉、韧带等多部位组织的劳损和退变（图2-4）。另外，女性在日常生活中往往承担着择菜、洗衣、擦地等家务劳动，频繁的下蹲、站起会加速膝关节的退变。

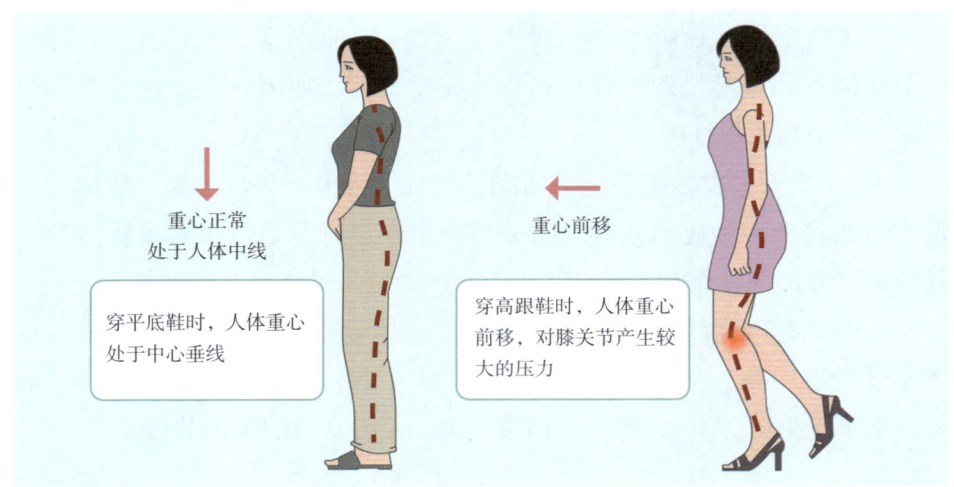

重心正常
处于人体中线

穿平底鞋时，人体重心
处于中心垂线

重心前移

穿高跟鞋时，人体重心
前移，对膝关节产生较
大的压力

图2-4　女性穿不同鞋子时对人体力线的影响

（4）**女性骨盆后倾影响膝关节**　由于生育功能的需要，女性骨盆相对宽大，更容易出现后倾趋势。为了应对骨盆后倾带来的身体不平衡，女性身体往往会采取一些代偿性姿势，如驼背、头部前移等，但这些姿势如果长时间保持，会对膝关节造成不良影响（图2-5）。此外，由于骨盆结构的差异，女性在行走或站立时，膝关节、肌肉和韧带所受的压力更大，长期如此会导致膝关节支撑力变弱。

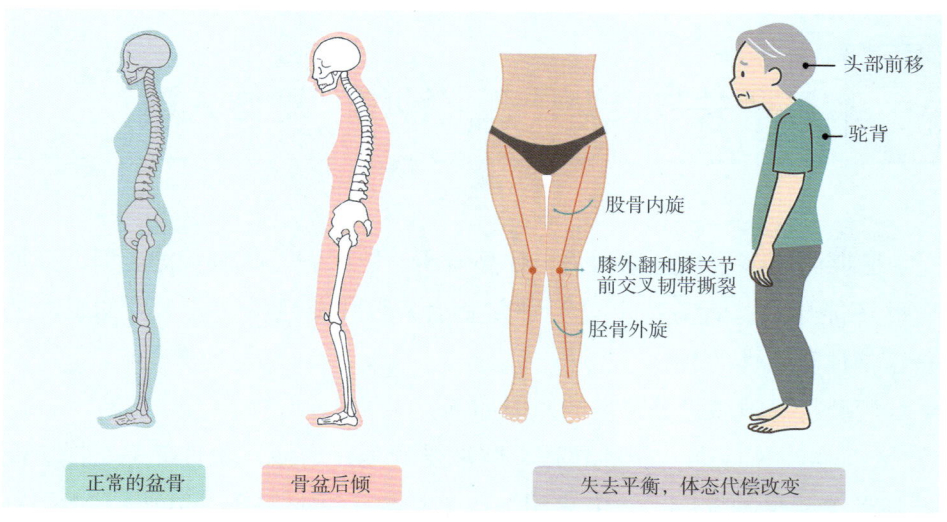

正常的盆骨　　　骨盆后倾　　　失去平衡，体态代偿改变

头部前移

驼背

股骨内旋

膝外翻和膝关节前交叉韧带撕裂

胫骨外旋

图2-5　女性骨盆后倾对膝关节及体态的影响

小提示

　　膝痛女性患友应重点关注年龄变化和激素变化对自身关节的不良影响；日常生活中应减少穿高跟鞋的时间；产后女性应尽早开始康复治疗，调整身姿体态；改变日常生活中久蹲的劳作习惯；适当运动，保证肌肉力量；补充足量的钙、磷等微量元素和充足营养，以保证骨骼和软骨的营养供给。

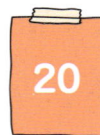
20 膝骨关节炎为什么"钟情"肥胖人群?

　　肥胖与很多疾病息息相关,如高血压、糖尿病、高血脂等。但你知道肥胖还能导致膝骨关节炎吗?研究显示,肥胖女性膝骨关节炎的患病率是正常体重女性的4倍。

　　肥胖易导致膝骨关节炎的原因如下:

　　(1)机械应力　肥胖导致下肢承受的负荷增加,软骨细胞受损,促进膝骨关节炎的发展。研究表明,体重指数(body mass index,BMI)每增加1千克/米^2,膝骨关节炎的发生风险就增加15%。

　　(2)生物学因素　肥胖人群的脂肪组织分泌大量炎症因子,如白介素-6(IL-6)、白介素-1β(IL-1β)、肿瘤坏死因子-α(TNF-α)等。这些炎症因子会影响软骨代谢和改变关节滑液成分,促进膝骨关节炎的发生、发展。

　　(3)代谢紊乱　肥胖人群往往伴随血糖、血脂、尿酸异常,这些都会影响关节软骨的营养与代谢状况,促进膝骨关节炎的发生。

　　(4)姿势异常　肥胖人群多出现膝内翻畸形,导致关节面受力不均,引起软骨破坏,导致膝骨关节炎的发生。不同姿势下膝关节的压力见图2-6。

　　(5)稳定性变差　肥胖人群完成上下楼梯和下蹲、站起等动作难度加大,关节的稳定性差,增加了膝骨关节炎的发生风险。

　　(6)其他因素　最新研究表明,肥胖人群大肠中的细菌菌群发生变异,诱发炎症反应的菌群增多。尽管这种炎症反应是缓慢和微小的,但仍会对关节造成不良影响,促进膝骨关节炎的发生、发展。

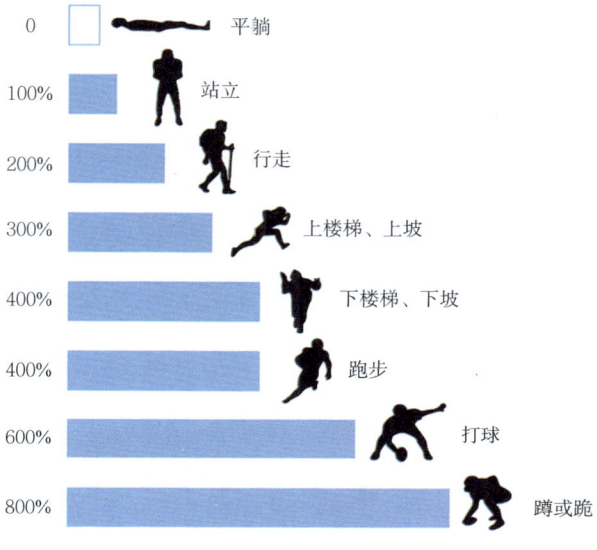

图2-6　不同姿势下膝关节的压力

> **小提示**

　　研究发现，体重每减轻10%，膝骨关节炎的发生风险就降低50%。减重有助于减轻膝关节负担，减少关节软骨磨损，改善关节软骨营养状况，增加关节稳定性，从而有利于预防膝骨关节炎的发生。减重能减轻膝骨关节炎患友的疼痛并延缓疾病进展。

　　总而言之，肥胖是膝骨关节炎的危险因素，请各位"胖友们"多加警惕！

21 膝骨关节炎会遗传吗？

膝骨关节炎本身不会遗传，但可能会受到一些遗传疾病如先天性膝内翻、膝外翻等的影响而发病（图2-7）。

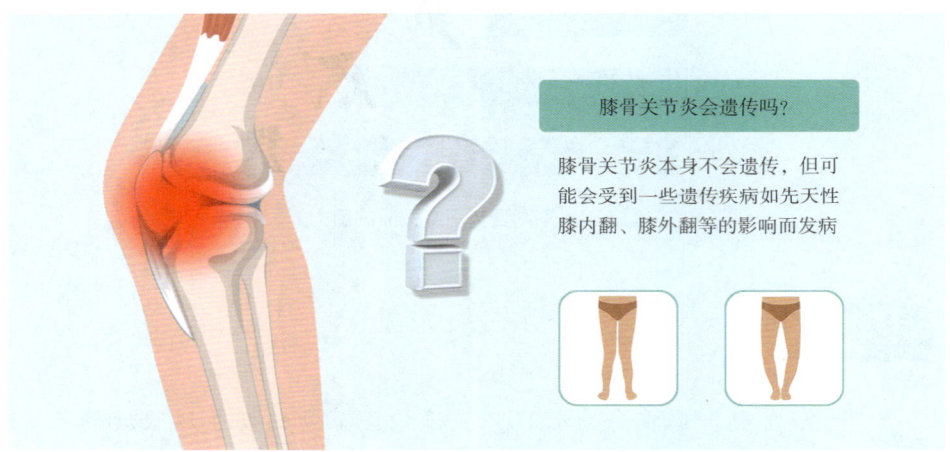

膝骨关节炎会遗传吗？

膝骨关节炎本身不会遗传，但可能会受到一些遗传疾病如先天性膝内翻、膝外翻等的影响而发病

图2-7　膝骨关节炎本身不会遗传

大多数关节疾病都存在一定的遗传倾向，如果父母患有关节疾病，那么其家庭成员患上该类关节疾病的概率会大大增加。这是因为遗传因素会影响骨骼健康，如骨骼先天性结构缺陷、骨骼和软骨代谢异常、骨质疏松等问题可能与遗传有关，这些因素可能会增加发生膝骨关节炎的风险。

如果家族成员中有膝骨关节炎的病史，其他成员应该更加关注膝关节的健康，并积极采取有效措施，如保持健康的体重、进行适当的锻炼、避免久坐等，以预防膝骨关节炎的发生。同时，定期进行关节体检也是预防膝骨关节炎的重要措施。

22　听说久坐对膝盖不好，这是为什么？

很多人认为，坐着是在"养"膝盖。事实上，国际医学权威期刊研究数据表明：**久坐是对膝盖的损伤性行为**。健身跑步者的膝骨关节炎患病率为3.5%，而久坐不动人群的膝骨关节炎患病率为10.2%。

久坐伤膝的主要原因如下：

（1）**久坐导致软骨营养不足**　关节软骨本身没有血液供应，其营养成分需从关节滑液中获取。关节软骨受压变薄时，滑液从软骨中被挤出，压力消失时，关节滑液被吸收入软骨内，如同海绵吸水，在这一挤一吸中实现对关节软骨的营养输送。日积月累地久坐，关节软骨自然"营养不良"，就会变得疏松脆弱。

（2）**久坐会使大腿肌肉力量下降**　肌肉是关节的守护者，长时间的规律运动有助于强化膝关节周围肌肉的力量。与久坐不动肌肉力量差者相比，大腿肌肉力量好的人其膝盖结构的稳定性更好。

久坐会使大腿肌肉（特别是股四头肌）萎缩，导致膝关节稳定性变差，构成膝关节的骨头间摩擦加剧，促进膝骨关节炎的发生、发展。

（3）**久坐导致膝关节稳定性下降**　适当运动对大腿后方股二头肌及小腿三头肌有好处，还能使膝关节内、外侧副韧带和前、后交叉韧带更牢固。在整体结构稳定的情况下，半月板和软骨面都相对不易受到损伤。久坐不利于上述结构的稳定。

（4）**久坐的其他不良影响**　久坐减慢下肢血液循环，加重下肢水肿，易使腰腹部脂肪堆积，诱发颈椎和腰椎的退行性疾病等（图2-8）。

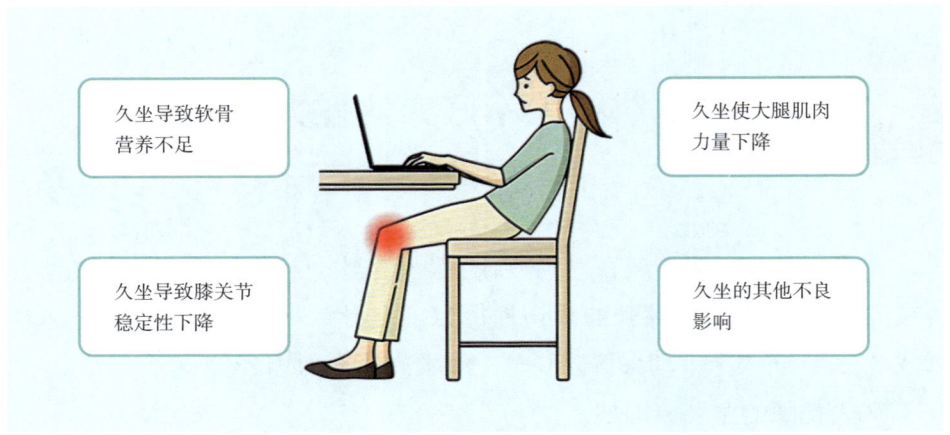

图2-8　久坐伤膝的原因

久坐导致软骨营养不足

久坐使大腿肌肉力量下降

久坐导致膝关节稳定性下降

久坐的其他不良影响

　　总之，久坐虽然不会直接导致膝骨关节炎的发生，但长时间保持同一姿势可能增加膝关节的负担，诱发膝骨关节炎。

小提示

　　保持适当运动和良好生活习惯是预防膝骨关节炎的关键。为避免久坐带来的危害，应养成定期起身活动的习惯，以促进血液循环，减轻膝关节的压力。对于已经患上膝骨关节炎的患友，需要及时寻求专业医生的建议和治疗方案，积极配合治疗，改变不良生活习惯，以延缓疾病进展，提升生活质量。

23 膝骨关节炎是冻出来的吗？

当气温下降、天气变冷时，膝骨关节炎患友可能感觉膝痛程度加重，还可能反复出现关节肿胀。因此，**大多数人会认为"关节炎是冻出来的"，这是一种主观感受，目前尚无证据**。

不当运动、年老退变、肥胖、活动量少等是膝骨关节炎发生的主要原因。虽说阴冷天气本身不会直接引起膝骨关节炎，但确实会使膝骨关节炎患者的症状变得更加明显（图2-9），原因如下：

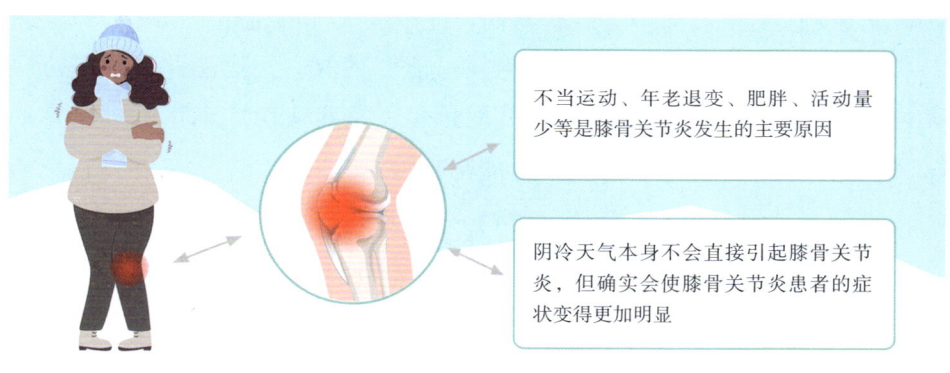

不当运动、年老退变、肥胖、活动量少等是膝骨关节炎发生的主要原因

阴冷天气本身不会直接引起膝骨关节炎，但确实会使膝骨关节炎患者的症状变得更加明显

图2-9 膝骨关节炎发生的主要原因及寒冷对膝关节的影响

1）滑液变化：寒冷会降低膝关节的温度，导致滑液分泌减少，滑液黏稠度增加，润滑不足时膝关节面的摩擦增大，加剧了软骨磨损和疼痛。

2）炎症因子蓄积：在低温环境下，致痛的炎症因子（如前列腺素）会在膝关节内积累，这直接增强了人体对疼痛的感知。

3）肌肉与血液循环的影响：在寒冷刺激下，人体交感神经兴奋，导致膝关节周围的肌肉收缩、血管痉挛，局部血液循环变差，进一步促进了炎症因子的蓄积，加剧疼痛。

24 扁平足与膝骨关节炎的发生有关系吗？

扁平足是指足部的纵弓塌陷，使得脚底几乎与地面平行。

人体在行走或跑跳时，足部着地，地面对人体会产生一定冲击力。足部作为人体主要的支撑和缓冲结构，在此过程中发挥着重要作用。**扁平足患友的足部因缺乏足够的弓形结构来分散地面冲击力，造成其下肢关节，尤其是膝关节必须承受更大的压力。**随着时间的推移，冲击力引起的持续高压状态会导致膝关节软骨磨损和退化，引发膝骨关节炎。

扁平足会影响膝关节力线，从而可能改变人体的走路方式和姿势（图2-10）。为减轻足部的不适感，患友可能会采取一些代偿性的步态，这无疑会增加膝关节和其他下肢关节的负担。这些代偿性步态还可能导致肌肉和韧带的紧张和疲劳，进一步加剧膝关节磨损。

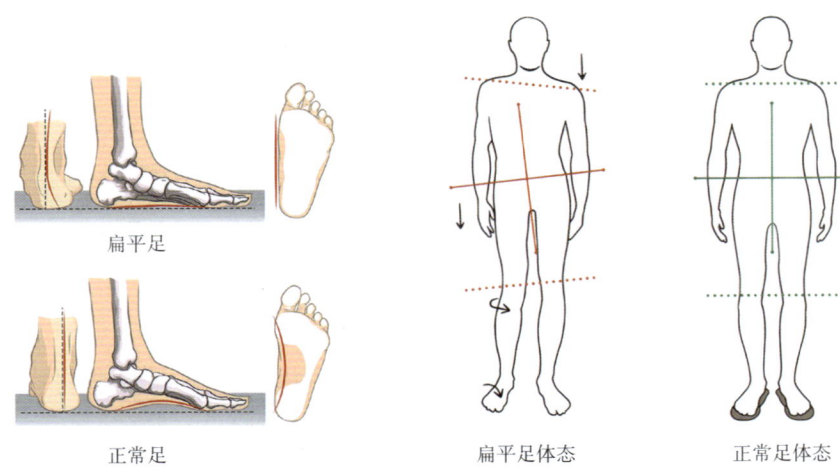

扁平足

正常足

扁平足体态

正常足体态

图2-10 扁平足对膝关节力线的影响

事实上，多项研究已经证实扁平足与膝骨关节炎之间存在关联。一项对近千名膝骨关节炎患友的调查显示，超过半数膝骨关节炎患友存在不同程度的扁平足。这些患友的膝关节疼痛程度和病情严重程度也较足弓健全的膝骨关节炎患友显著。

小提示

扁平足会增加罹患膝骨关节炎的风险，及时干预和治疗扁平足对于减轻患友病痛和延缓病情进展具有重要意义。因此，扁平足患友应关注膝关节的健康状况，及时寻求专业医生的建议和治疗。可通过合适的矫形器具、康复训练或手术等方式改变扁平足状况，这样既可减轻下肢关节负担，还能延缓膝骨关节炎的发生、发展。

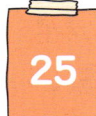
25 骨盆前倾与膝骨关节炎的发生有关系吗?

正常骨盆存在7°～15°的前倾角,如果前倾角超过15°,则可以定义为骨盆前倾。骨盆前倾会导致腹部核心肌群和臀肌力量减弱,而竖脊肌、屈髋肌紧张的骨盆前倾患友常表现为突肚子、撅屁股的体态(图2-11)。

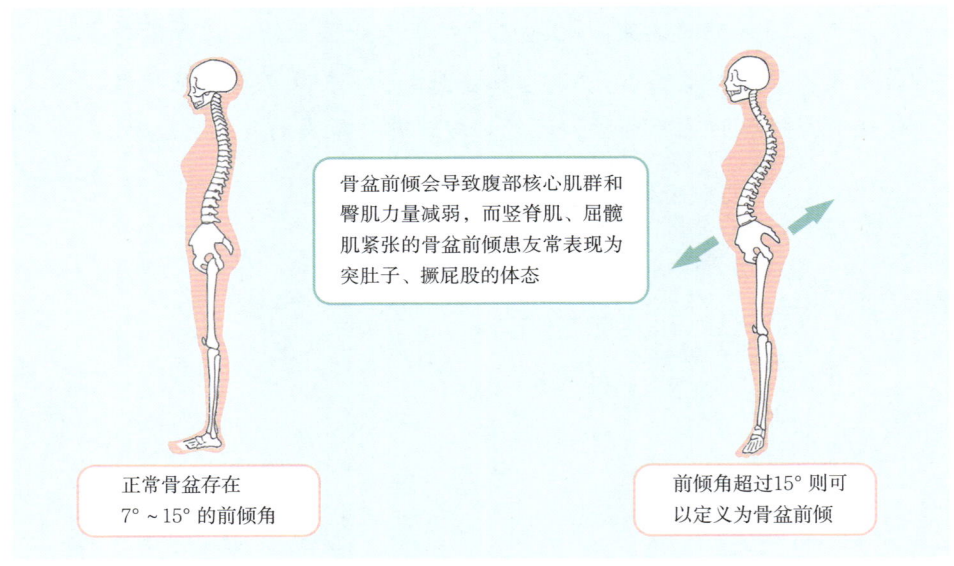

骨盆前倾会导致腹部核心肌群和臀肌力量减弱,而竖脊肌、屈髋肌紧张的骨盆前倾患友常表现为突肚子、撅屁股的体态

正常骨盆存在7°～15°的前倾角

前倾角超过15°则可以定义为骨盆前倾

图2-11 骨盆前倾的影响

骨盆前倾的危害有哪些?

1)骨盆前倾往往伴随膝过伸,长期膝过伸状态会导致大腿前侧股四头肌和小腿后侧肌肉过于发达,除影响腿形外,还影响膝关节周围肌群的力学平衡,加速膝关节退化。

2)肌肉力量和张力的不平衡状态会导致步行或跑步时下肢力学分布

异常，增加膝关节承受的压力。长期异常的压力会导致膝关节软骨和周围组织劳损，最终引发膝骨关节炎。

3）一些研究表明，骨盆前倾还可能引发腰部和髋部的疼痛。

综上，骨盆前倾是一个体态问题，并不会直接导致膝骨关节炎。

小提示

　　骨盆前倾与膝骨关节炎之间存在密切关系，需要引起人们的关注和重视。存在骨盆前倾的患友，应及时寻求医生的帮助，以预防膝骨关节炎的发生。已存在膝骨关节炎的患友，骨盆前倾可能会加剧疼痛，影响生活质量，故需要积极接受专业的康复诊疗。

26 痛风和膝骨关节炎有关吗？

虽然痛风可能导致膝关节产生炎症反应，但**痛风性膝关节炎与膝骨关节炎是两种不同的疾病**。

痛风是由体内尿酸代谢异常，导致尿酸盐沉积在关节和软组织中引起的炎症反应（图2-12）。痛风性关节炎是因尿酸代谢异常引起的急性关节炎，常常在夜间或清晨发作，表现为关节红肿、热痛、僵硬等症状。好发部位包括足趾、足背、足踝、膝关节、手指、手腕等。第一跖趾关节，也就是大脚趾关节是最常见的发病部位，膝关节也是痛风性关节炎常见受累关节之一。

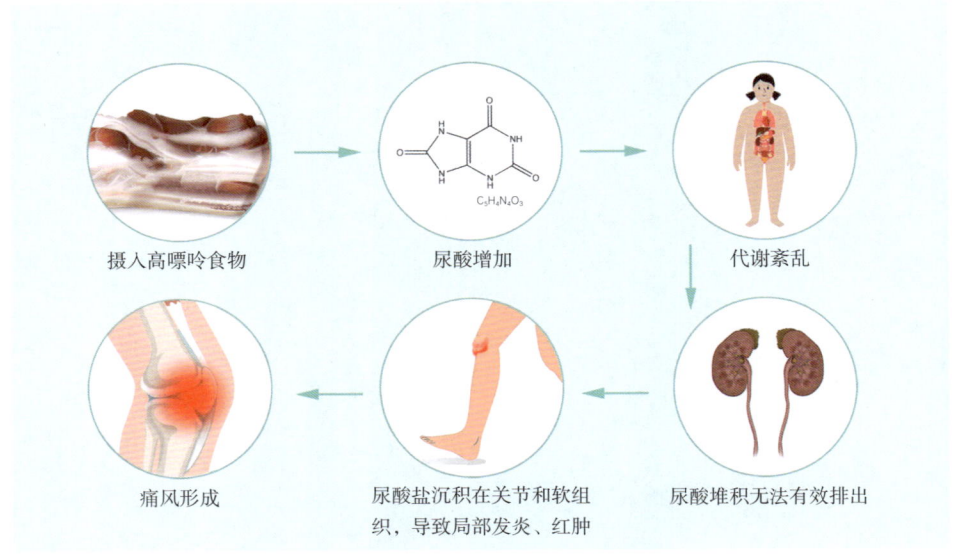

图2-12 痛风的形成

膝骨关节炎是一种退行性关节疾病，与年龄、肥胖、创伤、炎症等因素有关。膝骨关节炎的主要特点是膝关节软骨的磨损和退化，引起关节疼痛、僵硬和活动受限。膝骨关节炎的症状通常发展缓慢，反复发作，逐渐加重，常常在上下楼梯、站立或长时间行走时症状加重，不像痛风突然发作。

虽然痛风不会直接引起膝骨关节炎，但痛风性关节炎如果长期得不到有效治疗和管理，痛风石在膝关节周围沉积并破坏关节结构，会对膝关节造成损害和引发炎症反应，加速膝关节退变，从而引起膝骨关节炎的发生。膝骨关节炎对膝关节滑膜、软骨等结构造成磨损和伤害，为痛风石的形成提供了有利的环境。

小提示

痛风和膝骨关节炎有一些相似之处，比如都可能导致关节炎症和肿痛，但它们是两种不同的疾病，在病因和治疗方法上均有所不同。有时，它们可能会同时存在于一个人身上。因此，对于痛风患友来说，及时诊断和治疗痛风性关节炎是非常重要的，可以减轻关节炎症反应，避免膝关节进一步受到损害，预防膝骨关节炎的发生。

如果怀疑自己患有痛风或膝骨关节炎，建议及时就医，接受专业的诊断和治疗，控制病情的发展。

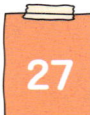
27 类风湿性疾病会导致膝骨关节炎吗?

不会。类风湿性疾病和膝骨关节炎是两种不同的疾病。

类风湿性疾病是一种慢性、系统性自身免疫性疾病,免疫反应用俗话解释就是"自己攻击自己"。**免疫反应造成关节炎症和滑膜炎,导致关节内部的骨和软骨逐渐磨损、退化,使关节变得僵硬,产生疼痛。**这些症状通常在数周或数月内逐渐加重,特别是在早晨起床时,关节僵硬的症状尤为明显。类风湿性关节炎最常受累的关节是双手指间关节和腕关节,膝关节也是常见的受累关节(其特征性表现见图2-13),关节在一段时间内会变得极其脆弱,需要小心保护。如果不及时治疗,可能导致关节畸形和僵硬,严重影响患友的日常生活和工作能力。

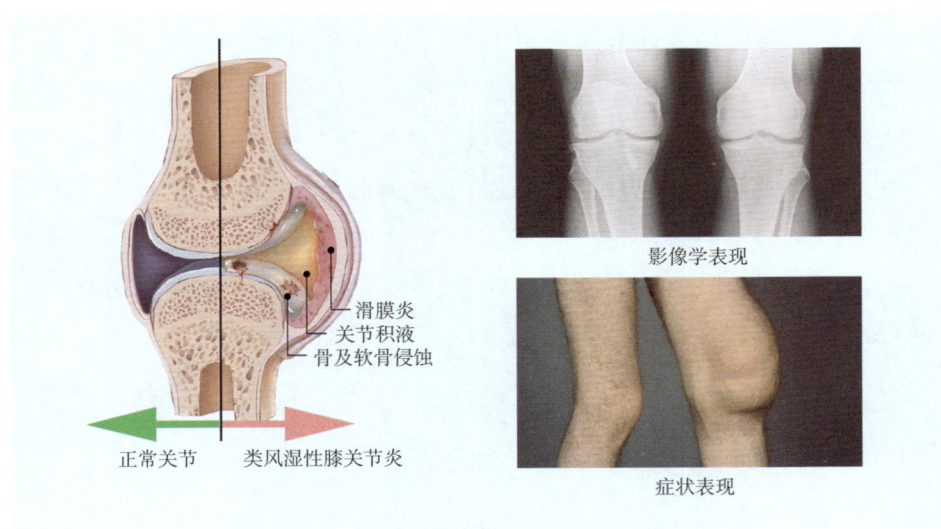

滑膜炎
关节积液
骨及软骨侵蚀

正常关节　　类风湿性膝关节炎

影像学表现

症状表现

图2-13　类风湿性膝关节炎的特征性表现

相对而言，**骨关节炎则是一种退行性疾病**，通常由关节磨损和老化引起。骨关节炎的初期症状包括关节肿痛和活动受限。随着年龄的增长，如未得到及时诊断和治疗，骨关节炎症状可能会逐渐加重，关节表面变得粗糙，最终导致关节间隙变窄，关节疼痛明显并伴有活动受限。

退行性骨关节炎通常影响膝关节、髋关节和脊柱关节等承重关节。随着时间的推移，病情逐渐加重，关节可能会发生变形，影响患友的关节外观和活动能力。

小提示

类风湿性关节炎和退行性骨关节炎是两种不同的疾病，它们的发病机制和症状不同，因此治疗方法也不同。

对于类风湿性关节炎患友来说，治疗的目标是控制炎症和疼痛，防止关节畸形和僵硬。而骨关节炎的治疗则更侧重于减轻关节负担、缓解疼痛和改善关节功能。

但这两种关节炎在镇痛和运动康复治疗方法上会有交叉点。

28 糖尿病与膝骨关节炎有关吗?

我们常常听说糖尿病会导致眼底疾病、脑卒中、糖尿病肾病、糖尿病足等多种疾病（图2-14），那糖尿病与膝骨关节炎的发生有关吗?

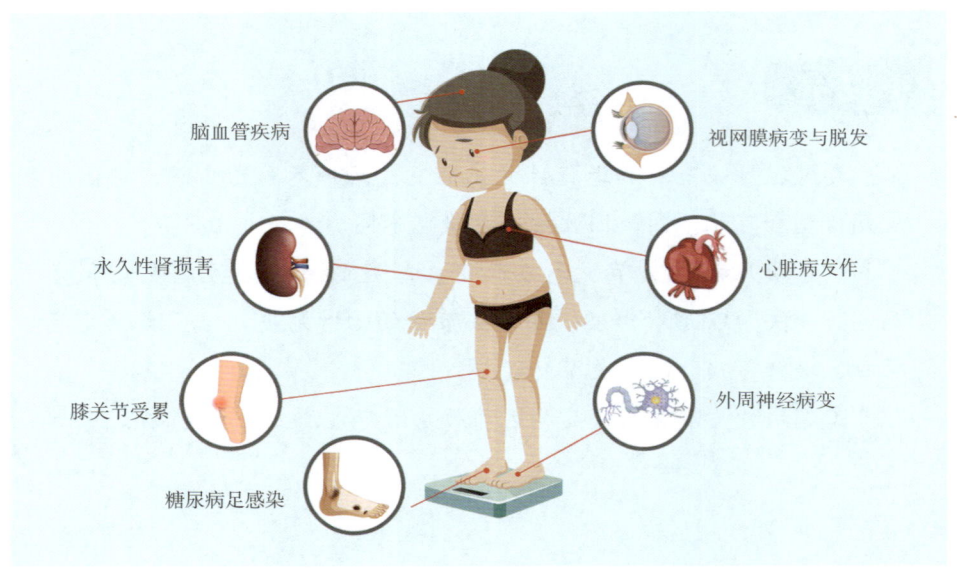

图2-14 糖尿病的危害

据文献报道，**1‰~4‰的糖尿病患友会并发膝骨关节炎**，这一数字令人咋舌。更有研究指出，1%~2%的糖尿病患友会出现骨病症状，且男性多于女性，发病年龄多集中在20~50岁的青壮年时期。由于糖尿病本身引起的代谢紊乱，这个年龄段的患友还面临更大的健康风险。糖尿病性膝骨关节炎的患病率与糖尿病病程之间成正相关，**糖尿病病程越长，膝骨关节炎的患病率越高**。

糖尿病对膝关节的损害是多方面的。糖尿病引发的血管病变和周围神经病变对膝关节的软骨、骨皮质、关节滑膜、关节囊、韧带等软组织均有不同程度的损害。

在青年或中年糖尿病患友中，膝骨关节炎的患病率较高。同时，由于膝关节损害发生年龄较早，因此膝骨关节炎对糖尿病患友的危害程度较重。

小提示

糖尿病患友发生膝骨关节炎的风险较高。因此，糖尿病患友应定期进行膝关节的健康检查，并采取相应的预防措施。通过积极控制血糖，保持健康的体重和生活方式，可以降低糖尿病性膝骨关节炎的发生风险。同时，对于已经出现膝骨关节炎的患友，也需要积极治疗和控制原发病，以缓解症状和预防病情加重。

29 诱发或加重膝骨关节炎的不当运动方式或不良姿势有哪些?

　　膝骨关节炎的发生与多种因素有关,其中不当运动方式或不良姿势是导致膝骨关节炎的重要因素。以下是一些可能引发膝骨关节炎的不当运动方式或不良姿势:

　　(1)**高强度运动**　高强度运动,如跑步、跳跃、踢足球等,会对膝关节造成较大的冲击,长期进行这些运动容易导致膝关节软骨磨损和关节炎症。

　　(2)**重复性动作**　长时间重复某些动作,如跑、跳、蹲、爬等,会加重膝关节的承重负担,使膝关节受到持续的压力和磨损,从而引发膝骨关节炎。

　　(3)**长时间保持不正确的姿势**　不正确的姿势会增加膝关节的负担,并导致关节软骨和半月板的异常磨损。例如,运动时膝内扣、脚外翻、盘腿坐、跷二郎腿、内八字站立或行走、膝过伸站立、骨盆前倾伴随的O型腿、足弓塌陷引起的踝外翻等,都是不良姿势的实例。

　　(4)**缺乏运动**　长期缺乏运动会导致关节僵硬和肌肉萎缩,关节的稳定性和缓冲能力下降,从而增加发生膝骨关节炎的风险(图2-15)。

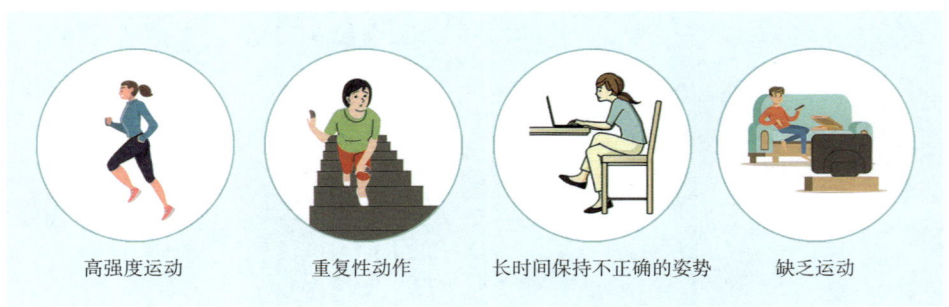

高强度运动　　　　重复性动作　　　长时间保持不正确的姿势　　　缺乏运动

图2-15　诱发或加重膝骨关节炎的不当运动方式或不良姿势

30 受过伤的膝盖会患上膝骨关节炎吗?

膝骨关节炎的发生确实与膝关节损伤有关，创伤导致的膝骨关节炎常被称为创伤性膝骨关节炎。国外研究指出，前交叉韧带断裂的患友有13%的概率会在10～15年后出现早发性膝骨关节炎；当损伤伴有软骨、软骨下骨、副韧带和/或半月板损伤时，膝骨关节炎的患病率更高，为21%～40%（图2-16）。前交叉韧带损伤后，无论采用手术治疗还是保守治疗，损伤侧膝关节发生膝骨关节炎的风险都高于对侧膝关节。

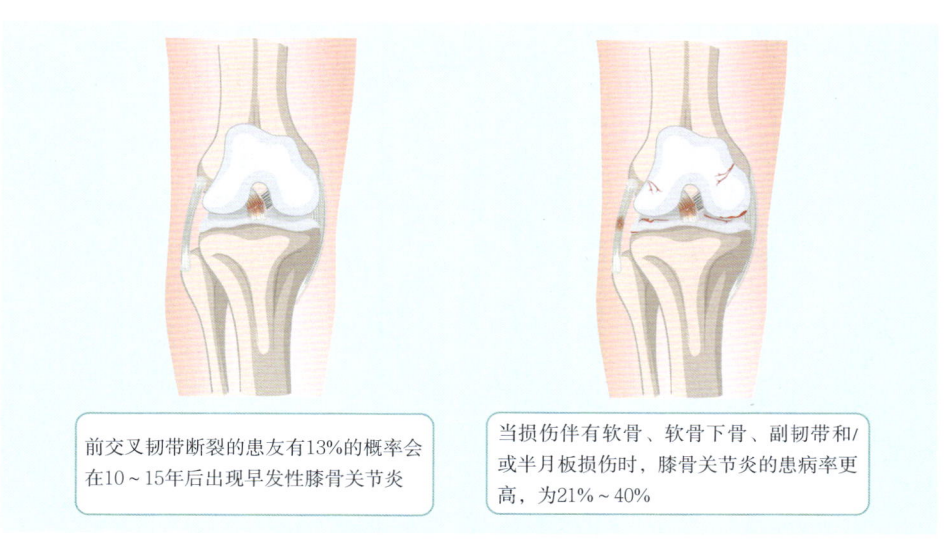

前交叉韧带断裂的患友有13%的概率会在10～15年后出现早发性膝骨关节炎

当损伤伴有软骨、软骨下骨、副韧带和/或半月板损伤时，膝骨关节炎的患病率更高，为21%～40%

图2-16 不同结构的创伤对膝骨关节炎患病率的影响

膝关节外伤后，如骨折、半月板撕裂和韧带拉伤后，往往遗留关节不稳定的问题，使关节受力不均。这种情况如果长期存在，膝关节软骨会受到持续磨损，最终导致膝骨关节炎的发生。

当然，**并不是所有受过伤的膝关节都会患上膝骨关节炎**。个体差

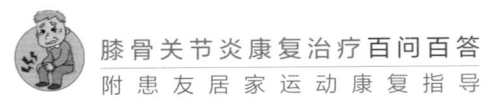

异、创伤的严重程度和后续的康复情况等都会影响膝骨关节炎的发生、发展。

小提示

如果膝盖受伤后出现持续疼痛、肿胀或活动受限等症状，建议及时就医并进行检查和诊断，以便接受早期治疗和管理。

曾经有过膝关节外伤史的患友，建议及时咨询运动康复专科医生并进行相关检查。医生会根据具体情况评估病情而给出进一步的治疗建议。同时，患友也可以采取一些自我保健措施，如保持健康的体重、进行适当的运动、避免长时间站或坐等，以降低患膝骨关节炎的风险。

31 什么样的骨折容易导致膝骨关节炎？

导致膝骨关节炎发生的原因较多，其中特定部位和特定类型的骨折会显著增加膝骨关节炎的发生风险。

（1）髌骨骨折 髌骨骨折时，尤其是骨面发生错位时，错位的骨头有可能改变原有的关节形态，增加关节间的摩擦，最终引发创伤性膝骨关节炎（图2-17）。

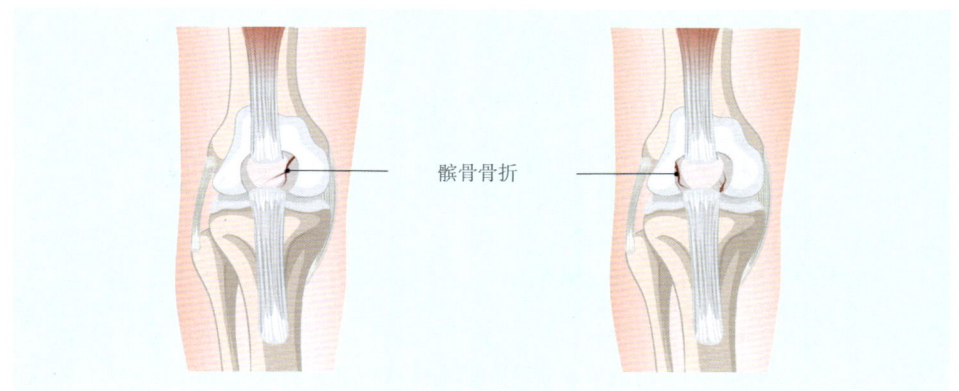

髌骨骨折

图2-17 髌骨骨折

（2）胫骨平台骨折 胫骨平台在膝关节中起着支撑和稳定的作用。一旦胫骨平台发生骨折（不同类型的胫骨平台骨折见图2-18），关节面的不平整就会导致膝关节活动时的摩擦增加。长时间不稳定的关节状态可能加剧膝关节软骨的磨损，进而为膝骨关节炎的发生提供条件。

（3）股骨髁间骨折 严重的股骨髁间骨折（完全关节内骨折，图2-19）会导致关节面变得凹凸不平或关节出现不稳定的情况，这种状况若持续存在将可能引发膝骨关节炎。

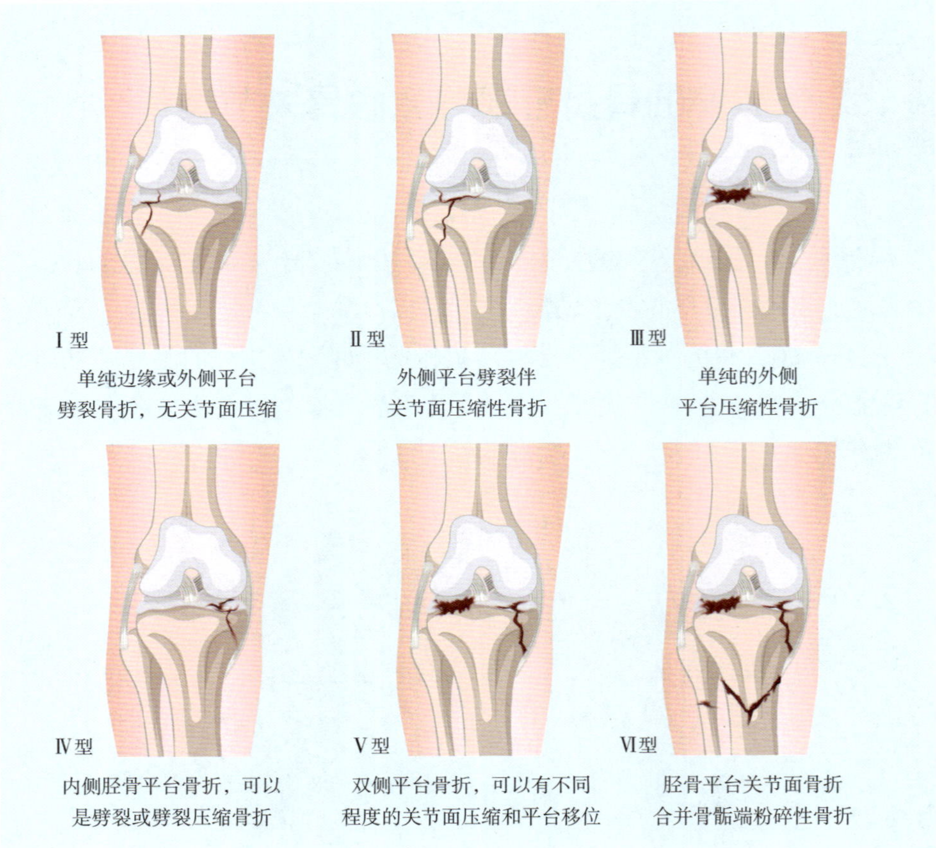

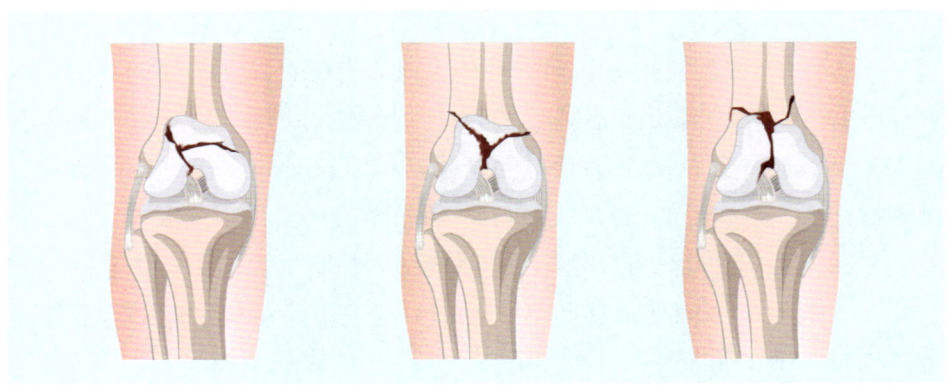

Ⅰ型
单纯边缘或外侧平台
劈裂骨折，无关节面压缩

Ⅱ型
外侧平台劈裂伴
关节面压缩性骨折

Ⅲ型
单纯的外侧
平台压缩性骨折

Ⅳ型
内侧胫骨平台骨折，可以
是劈裂或劈裂压缩骨折

Ⅴ型
双侧平台骨折，可以有不同
程度的关节面压缩和平台移位

Ⅵ型
胫骨平台关节面骨折
合并骨骺端粉碎性骨折

图2-18　不同类型的胫骨平台骨折

图2-19　严重的股骨髁间骨折（完全关节内骨折）

另外，除了特殊类型骨折，骨折后的长时间制动、软骨直接损伤及感染等都是导致膝骨关节炎发生的重要影响因素。

小提示

骨折与膝骨关节炎之间存在着复杂关系。为降低骨折后罹患膝骨关节炎的风险，患友在治疗和康复的过程中需在医生的建议下进行适当的关节活动，按时参加膝骨关节炎的筛查和采取必要的预防措施，从而最大限度地减少骨折对膝关节健康的负面影响。

32 腰痛和膝痛有关吗？

有关。部分患友因膝关节疼痛就诊，究其原因是腰部病变。

人体在结构和功能上相互协调、相互影响。首先，肌肉系统将腰部、骨盆及膝关节联系成为一个整体，腰膝关节共同合作完成下肢的运动；其次，支配膝关节的神经大多来自腰段的神经，腰部疾病也会引起支配膝关节的神经受到刺激，从而导致膝关节疼痛（图2-20）；最后，为膝关节提供营养的血管有部分来自腰段的血管，腰部疾病使得局部血管被压迫或循环被阻断，影响膝关节的血液供应，也会出现膝关节的疼痛。

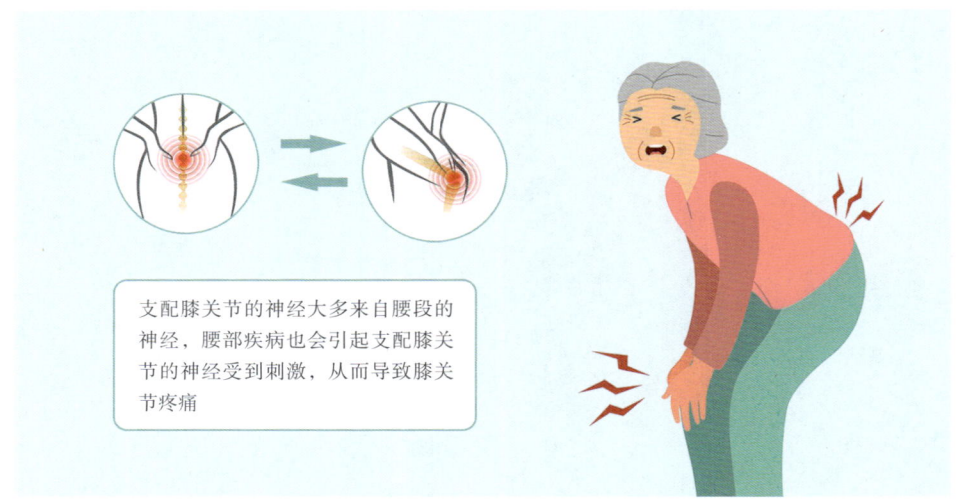

支配膝关节的神经大多来自腰段的神经，腰部疾病也会引起支配膝关节的神经受到刺激，从而导致膝关节疼痛

图2-20　腰部疾病也会引起膝关节疼痛

虽然膝关节疼痛通常是由膝关节本身受损所致，但我们不能忽略其他潜在的致病因素，尤其是来自腰部的压力或不良姿态等问题。同时也要认识到腰部疾病并非仅仅表现为腰痛症状，也可能出现诸如膝关节疼痛等其他看似无关的症状。

小提示

　　当不清楚是否因腰部病变导致膝关节疼痛时，应及时就医，听从专科医生的建议，通过检查明确诊断并接受针对性治疗。日常生活中，应避免久坐久站，保持正确的姿势，减少负重，注意保暖，并在医生或专业人士指导下进行适量锻炼以增强肌肉力量。同时，均衡饮食，多摄入富含钙质的食物，避免刺激性食物和高脂肪食物。保持积极心态，避免过度劳累，将有助于恢复。

33 骨质疏松和膝骨关节炎有关吗?

目前,多数研究认为:**骨质疏松与膝骨关节炎之间存在密切关系**。

骨质疏松是由多种原因引起的一组骨病,骨组织有正常的钙化、钙盐与基质成正常比例,以单位体积内骨组织量减少为特点的代谢性骨病。骨质疏松的发生与多种因素有关,包括年龄、性别、遗传、生活习惯、疾病等;膝骨关节炎是由关节的退行性改变引起的一种关节疾病,其发生与年龄、性别、遗传、体重、职业、运动等因素密切相关。

骨质疏松和膝骨关节炎在中老年人群中均较为常见,这可能与中老年人骨骼系统的退行性改变有关。骨质疏松导致的骨骼强度下降和脆性增加,可能会使中老年人在日常活动中更容易受到损伤,从而增加罹患膝骨关节炎等关节疾病的风险。

同时,年龄、性别(尤其是女性)、遗传等是骨质疏松和膝骨关节炎共同的影响因素。随着年龄的增长,骨骼系统的退行性改变和关节软骨的磨损都会加剧,从而增加了这两种疾病的发生风险。

由此可见,虽然两者之间并没有直接的因果关系,但骨质疏松是膝骨关节炎的危险因素,会影响膝骨关节炎的发生、发展,膝骨关节炎也可加重骨质疏松,形成恶性循环(图2-21)。

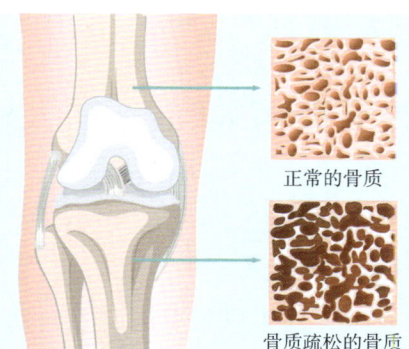

正常的骨质

骨质疏松的骨质

虽然两者之间并没有直接的因果关系，但骨质疏松是膝骨关节炎的危险因素，影响膝骨关节炎的发生、发展，膝骨关节炎也可加重骨质疏松，形成恶性循环

图2-21　骨质疏松和膝骨关节炎的关系

小提示

在治疗膝骨关节炎时，适当补钙和增强骨骼强度可能有助于减轻关节负担和改善症状。这是因为膝骨关节炎患友往往存在关节软骨磨损和关节面不平整的问题，而骨骼强度的增加可以减缓这种磨损的过程。

同时，对于骨质疏松患友来说，保持关节的灵活性和稳定性也很重要，因为关节僵硬和功能障碍可能会增加跌倒和骨折的风险。

34 半月板撕裂和膝骨关节炎有关吗?

半月板撕裂和膝骨关节炎之间存在相互关系。

半月板撕裂是指膝关节内的纤维软骨(即半月板)因剧烈活动或膝关节受到直接暴力损伤而发生撕裂或磨损,常见于篮球、足球等肢体接触性运动,以及需要跳跃和拦截的非肢体接触性运动,如排球、羽毛球等。此外,半月板的功能会随着年龄的增长而减退,因此中老年人也容易出现半月板撕裂。

(1)膝骨关节炎可能引发半月板撕裂 膝骨关节炎患友由于关节内软骨的退化和破坏,可能出现关节面不平整和关节间隙狭窄的问题。这种情况下,膝关节在活动时更容易产生摩擦和受到冲击,从而增加半月板撕裂的风险。特别是膝骨关节炎发展到一定程度时,膝关节内的磨损和炎症可能进一步加剧半月板的损伤。

(2)半月板撕裂可能加剧膝骨关节炎 半月板在膝关节的活动中起到缓冲和稳定关节的作用。当半月板发生撕裂时,其缓冲作用减弱,膝关节在活动时受到的冲击和摩擦增加,从而加速膝关节的退化和磨损。半月板撕裂还可能引起膝关节内部的炎症反应,进一步促进膝骨关节炎的发展(图2-22)。

综上所述,半月板撕裂和膝骨关节炎之间存在一定的相互关系。膝骨关节炎可能引发半月板撕裂,而半月板撕裂又可能加剧膝骨关节炎。

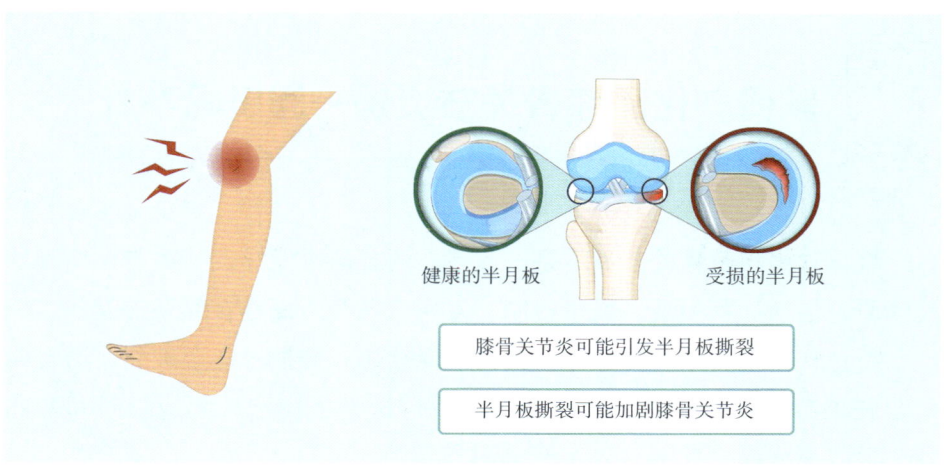

健康的半月板　　　　　　　受损的半月板

膝骨关节炎可能引发半月板撕裂

半月板撕裂可能加剧膝骨关节炎

图2-22　半月板撕裂和膝骨关节炎的关系

小提示

　　日常生活中可以通过控制体重，避免长时间下蹲，避免剧烈运动，加强膝关节周围肌肉力量等方式来降低膝骨关节炎和半月板撕裂的发生风险。有效降低膝关节疾病的发生风险，从守护膝关节的健康开始。

35 髌骨软化和膝骨关节炎是一回事吗?

髌骨软化和膝骨关节炎不是一回事。两者都可能导致膝关节疼痛和功能障碍,但在症状表现、发生机制、发病人群等方面存在显著差异。

髌骨软化指的是髌骨后方的软骨出现软化、磨损,甚至破裂,通常会引起膝关节前方的疼痛,尤其是在上下楼梯,下蹲、站起或长时间弯曲膝关节时更明显。

膝骨关节炎是一种慢性退行性疾病,主要发生在膝关节内部,表现为膝关节软骨的逐渐磨损,伴随骨质增生和炎症反应(图2-23)。

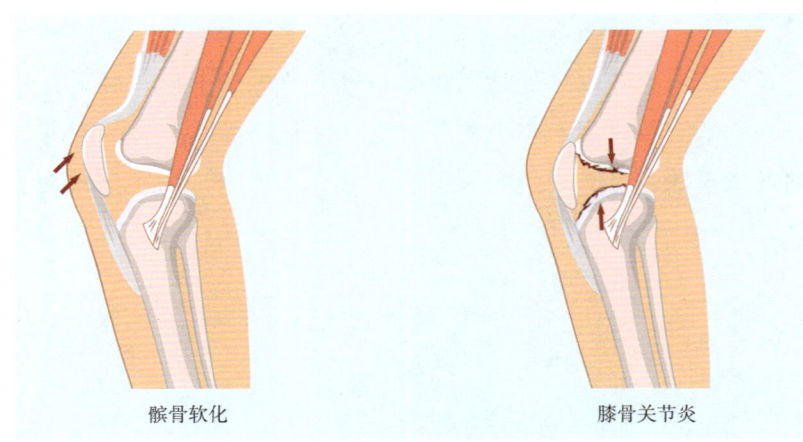

髌骨软化　　　　　　　　　膝骨关节炎

图2-23　髌骨软化和膝骨关节炎

髌骨软化和膝骨关节炎的区别与联系见表2-1。

表2-1　髌骨软化和膝骨关节炎的区别与联系

项目		髌骨软化	膝骨关节炎
区别	表现不同	主要表现为髌骨处酸痛、胀痛，患友在上下楼梯或下蹲、站起时可能会出现腿软的现象，即膝关节突然无力，严重者下蹲困难，夜间疼痛，甚至影响睡眠和正常生活。晚期还可能出现关节绞锁的症状，即关节突然卡住，活动受限	主要临床特征是关节红、肿、热、痛和功能障碍，这些症状通常会随着年龄的增长而不断加重
	发生机制不同	主要是因下肢力线异常，导致髌骨在膝关节活动过程中无法沿正常轨道滑行，进而与股骨发生异常摩擦，造成髌骨软骨的损伤。这种情况常由频繁地跑跳、负重、爬山或上下楼梯等活动引发，使髌骨过度受力，内表面磨损所致	是一种退行性疾病，其发生与年龄增长及个体体质，尤其是肌肉力量等因素密切相关。它反映了关节结构的衰老和功能的逐渐丧失
	发病人群不同	多见于年轻人，特别是运动员或经常进行膝关节负重活动的人群	更多地被视为中老年性疾病，随着年龄的增长，发病率显著增加
联系		髌骨软化是膝骨关节炎的前期表现，两者之间存在明显的病程发展关系。当髌骨软化症状严重，未能得到及时有效的治疗和管理时，可能逐步演变为膝骨关节炎	

小提示

　　在髌骨软化的初期阶段，软骨面受损较轻微，此时患友务必立即中止所有可能加剧膝关节负担的活动，包括但不限于爬山、爬楼梯及高强度的深蹲练习。通过充分的休息与局部固定，早期轻度的髌骨软化往往能够自愈。

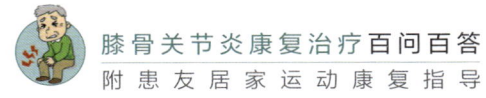
　　若病情已显著进展至较为严重的阶段，通过完善的医学影像学检查，可明确观察到髌骨边缘出现骨质增生、关节面不平整及软骨层遭受严重损害。在此情况下，疾病通常难以自行恢复，为防止进一步演变为膝骨关节炎，患友需及时就医，严格遵循医生的指导和治疗方案，以控制病情，促进康复。

PART 3

第三篇
膝骨关节炎常见
表现有哪些？

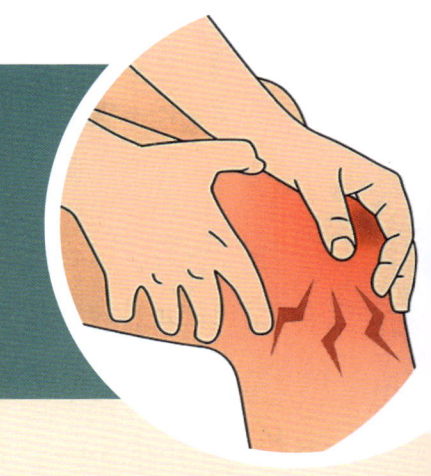

　　膝骨关节炎的临床表现是大家最关注的问题，本篇我们将通过一系列的问答，展现膝骨关节炎的症状表现，帮助大家更好地认识这一疾病。

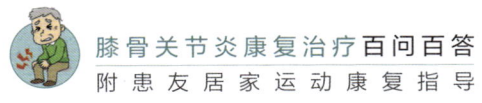

36 膝关节咔嗒响是怎么回事？

膝关节咔嗒响，医学上称其为"弹响膝"，是指膝关节活动时，关节周围肌腱滑动或关节面撞击产生的声音。弹响膝的产生原因分为生理性和病理性，患友可以留心观察出现弹响时的关节状态和伴随症状，有助于尽早发现可能的关节病变。

（1）**生理性弹响**　关节活动时，关节腔内的压力变化会使关节液中溶解的气体瞬间释放，从而产生一种清脆的响声。生理性弹响多见于关节由静止转为活动时，通常为一过性弹响，不连续，响后伴有关节轻松感，无疼痛等不适。**患友对生理性弹响不需要过多担心。**

（2）**病理性弹响**　病理性弹响常见于以下情况：

1）关节退变：关节发生退行性改变，软骨遭到磨损，软骨关节面直接摩擦时，可能在下蹲、站起的时候出现膝关节弹响。

2）半月板损伤：半月板损伤后可能会出现绞锁的症状，表现为膝关节突然卡住，另外在活动的时候，会发出清脆的弹响。

3）骨质增生：膝关节周围的肌腱、韧带劳损或者相应附着点处有骨质增生时，肌腱、韧带滑过增生部位，膝关节也会有弹响。

4）肌肉张力失衡：年轻人在上楼梯或下蹲时发生膝关节弹响大多与髌骨外移或内移有关，这通常由大腿内、外侧肌肉的紧张度失衡所致。当髌骨在关节内发生不正常的运动时，它可能会撞击到其他组织，从而引发清脆的弹响（图3-1）。

生理性弹响：

关节活动时，关节腔内的压力变化会使关节液中溶解的气体瞬间释放，从而产生一种清脆的响声

病理性弹响常见于以下情况：

关节退变、半月板损伤、骨质增生、肌肉张力失衡

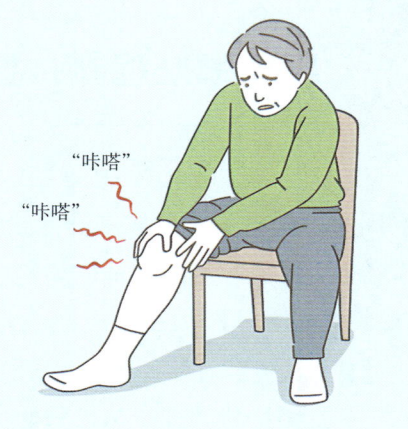

"咔嗒"

"咔嗒"

图3-1　生理性弹响和病理性弹响

小提示

　　如果发现膝关节弹响，不应轻视，但也无须过度焦虑。对于持续性关节弹响并伴有关节不适的患友，应引起重视，尽早前往医院就诊，寻求专业医生的建议和治疗。同时，保持良好的生活习惯和适度的锻炼对于预防和缓解膝关节弹响也有积极作用。

37 出现哪些症状，要警惕膝骨关节炎？

同时出现以下一种或多种症状时，需要警惕膝骨关节炎：

（1）膝关节疼痛　早期为轻、中度间歇性钝痛、酸痛，可能只影响下蹲、站起或上下楼梯等，休息时好转，活动后或天气湿冷时加重。

（2）膝关节肿胀　膝关节出现"鼓包"的现象。

（3）膝关节僵硬　久坐或起床后，膝关节弯曲或伸直时感觉僵硬、不灵活，活动后才逐渐恢复正常。

（4）膝关节活动受限　出现无法下蹲、站起或上下楼梯等情况（图3-2）。

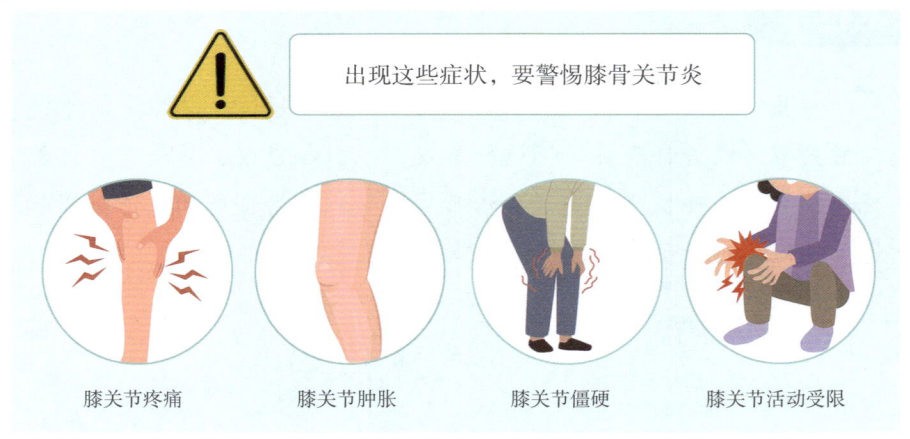

图3-2　膝骨关节炎的常见症状

小提示

对于膝骨关节炎的防范，关键在于对这些早期症状的识别。一旦发现有上述症状，应及时就医并进行专科检查。通过早期诊断和治疗，可以有效控制膝骨关节炎的发展，减轻患友的痛苦。

38 **走路突然腿软，会是膝骨关节炎吗？**

　　腿软是指在正常行走或上下楼梯时，突然出现膝关节无力，想要跪倒的情况（图3-3）。膝骨关节炎是由关节软骨磨损和关节炎症所引发的退行性疾病。关节不稳和疼痛是其常见表现，导致患友在行走过程中常常突然出现腿软的症状。

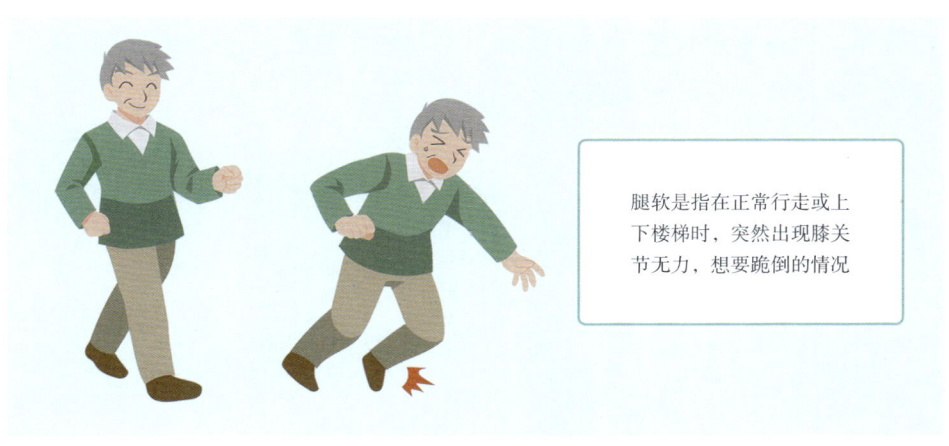

腿软是指在正常行走或上下楼梯时，突然出现膝关节无力，想要跪倒的情况

图3-3　腿软

　　除了膝骨关节炎，某些膝关节疾病也会出现腿软的情况，如运动导致的膝关节损伤、膝关节慢性滑膜炎、韧带和半月板损伤、骨质增生、髌骨软化等。

　　另外，**非膝关节疾病也会影响膝关节稳定性，导致患友出现腿软的情况**，如骨骼肌肉系统疾病（如多发性肌炎、肌萎缩、骨质疏松等）、神经系统疾病（如脊髓炎、帕金森病等）、循环系统疾病（如冠心病、心肌炎等）、代谢性疾病（如糖尿病、甲状腺功能减退等）及感染性疾病等。

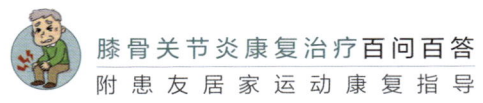

　　患友可以注意自身是否患有上述相关疾病来初步判断行走时腿软的原因。

小提示

　　走路时突然腿软，可能是膝骨关节炎的一个早期信号。这一症状的出现提醒患友可能存在关节软骨磨损和关节炎症的问题。如果在行走过程中频繁出现腿软的情况，建议及时就医并进行专业的医学检查，以助准确地判断是否患有膝骨关节炎或其他疾病，实现早诊早治，避免耽误最佳治疗时机。早期治疗和采取有效的预防措施对于维护膝关节的健康至关重要。

39 最近常常在下楼梯时感到膝痛，是得了膝骨关节炎吗？

下楼梯时引起膝痛的疾病较多，除了膝骨关节炎，也可能包括多种疾病。下面列出这些疾病的常见表现，患友可以根据自己的基本情况，进行初步判断。

（1）膝骨关节炎　该病常见于中老年人群，表现为下楼梯时膝痛，下蹲、站起时疼痛加重，平地走路时症状较轻或无疼痛。MRI检查可发现关节软骨退变、软骨下骨改变等特征。

（2）半月板损伤　这种情况多见于年轻人，表现为下楼梯时膝痛，同时伴有膝关节活动受限和关节间隙压痛。MRI检查可判断半月板损伤的部位和程度。

（3）膝关节滑膜炎　这种情况与膝关节半月板损伤类似，表现为下楼梯时膝痛，伴有膝关节活动受限和关节间隙压痛，急性期滑膜炎还伴有关节肿胀。

（4）慢性髌下脂肪垫炎　髌下脂肪垫位于膝关节前下方，主要对膝关节起到支持、保护和缓冲冲击力的作用。常常受多种因素影响而出现慢性炎症，产生充血、粘连等现象。疼痛主要位于膝关节前下方。

（5）髌股关节炎　在下楼梯或屈膝承重时，髌骨因受到挤压而引起酸胀和疼痛（图3-4）。

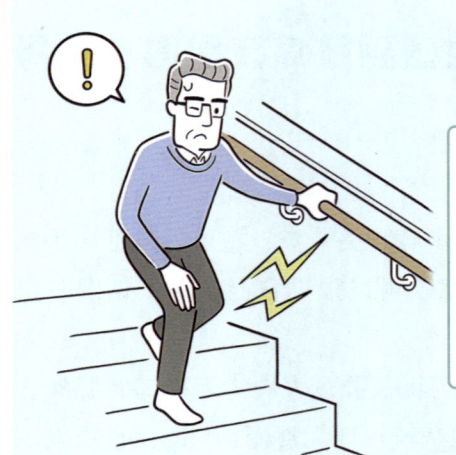

下楼梯时引起膝痛的疾病较多，除了膝骨关节炎，也可能包括多种疾病
- 膝骨关节炎
- 半月板损伤
- 膝关节滑膜炎
- 慢性髌下脂肪垫炎
- 髌股关节炎

图3-4　多种疾病在下楼梯时会引起膝痛

小提示

　　下楼梯时的膝痛可能由多种原因引起，患友可通过观察下楼梯时膝痛的表现特点、出现频率、严重程度、对日常生活的影响等，进行综合判断。对于膝关节同一部位的反复疼痛，患友要引起重视，切勿轻视，或许这是膝关节病变早期的预警信号。一旦发现异常，应及时就诊，寻求专业医生的帮助。

40　膝骨关节炎的膝痛有哪些特点？

疼痛是膝骨关节炎患友的主要困扰，根据患友所处病情阶段及病情严重程度和复杂程度的不同，其膝痛常常表现出不同特点。

（1）间断隐痛　疾病早期，炎症因子刺激膝关节滑膜上的感觉神经，会产生隐痛症状，伴有闷胀不适感，且为间断发作。

（2）持续疼痛　随着病情不断进展，膝痛会反复持续出现，疼痛程度有加重趋势。

（3）负重活动时疼痛　随着病情继续加重，炎症广泛扩散至整个膝关节，出现关节软骨剥脱，关节面平整度下降，在站立和负重活动时会感到膝关节疼痛明显，通常为钝痛。

（4）休息后疼痛减轻或消失　休息后，早、中期膝关节疼痛可以减轻或完全消失，但发展到重度病情时，休息不能缓解疼痛，膝关节疼痛持续存在。

（5）夜间痛或休息痛　膝骨关节炎发展至晚期阶段时，即使休息和患肢不负重，也会有膝痛，且好发于夜间休息时，临床上通常称为夜间痛或休息痛，甚至患友会在睡眠过程中突然痛醒（图3-5）。

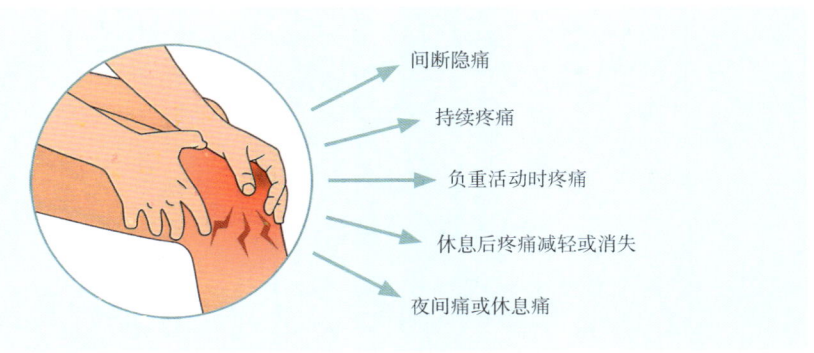

图3-5　膝骨关节炎的膝痛特点

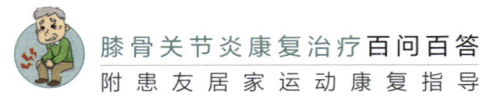

总的来说，**膝骨关节炎引起的膝痛是一个持续加重的过程**，从早期的间断隐痛到后期的明显疼痛、夜间痛或休息痛。无论是哪一时期的膝痛，都在提醒膝骨关节炎患友要重视膝痛，并通过及时规范的诊疗把病情控制在稳定状态内。

小提示

千万不要认为膝痛是小事，疼痛是膝关节向我们发出的求救信号，尤其是反复出现、与运动相关的膝痛一定要重视，早期就诊，明确膝痛的原因，听从医生的建议，进行规范的康复治疗。膝痛患友在日常生活中也需要观察有哪些动作和生活习惯会引起疼痛加重，尽量避免伤害。

41　膝关节出现活动受限，是不是得了膝骨关节炎？

膝骨关节炎进入中、重度阶段时，膝关节活动范围受到影响，表现为关节运动的灵活度逐渐下降，患友可能会发现膝关节难以完全伸直或弯曲，给日常生活和工作带来很大不便（图3-6）。

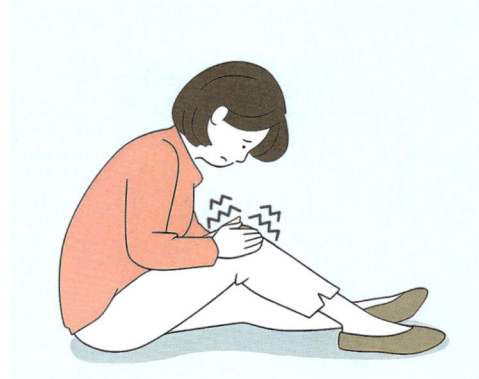

膝骨关节炎进入中、重度阶段时，膝关节活动范围受到影响，表现为关节运动的灵活度逐渐下降，患友可能会发现膝关节难以完全伸直或弯曲，给日常生活和工作带来很大不便

图3-6　中、重度膝骨关节炎的影响

另外，膝骨关节炎的关节活动受限还伴有其他特点。

（1）关节有僵硬感　尤其在早晨起床时或长时间保持坐姿后，膝关节会感到明显僵硬，需要轻微活动一定时间后才能逐渐缓解。

（2）关节疼痛　在膝关节活动受限的同时伴有疼痛，尤其是在关节负重或进行较大范围的活动时，患友可能会感到明显的疼痛。疼痛的严重程度因人而异，但通常会随着病情的加重而加重。

（3）关节周围肌肉萎缩和无力　由于关节活动受限，关节周围肌肉得不到充分的锻炼和使用，逐渐出现萎缩和无力的现象。

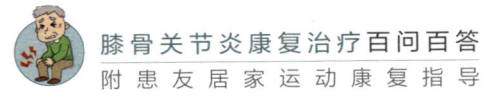

（4）关节摩擦音　关节摩擦音不同于关节弹响，在关节活动过程中，有些患友会听到关节摩擦的声音。这些声音可能是由关节软骨磨损、骨质增生等导致的骨面之间的直接摩擦所引起的。

小提示

膝骨关节炎导致活动受限的特点不仅影响日常生活和工作，也给身心健康带来不小的压力。对于已确诊膝骨关节炎的患友来说，及时就医、接受合适的治疗并保持良好的生活习惯至关重要。通过有效的治疗和日常的关节保护措施，患友可以缓解症状，延缓病情进展，提高生活质量。

42 走路时，膝关节总有被卡住的感觉，这是怎么回事？

当膝关节结构发生损害和炎症，患友在走路时会出现膝关节被卡住的感觉，除了膝骨关节炎，还可能由多种疾病引起。

（1）膝骨关节炎 退变的膝关节软骨逐渐磨损，导致关节间隙变窄。磨损部位可能出现骨质增生，引起膝关节疼痛、肿胀、活动受限和卡顿等症状。

（2）半月板损伤 外伤、压迫、退行性改变等原因均可导致半月板损伤。在膝关节活动时，损伤的半月板可能被卡在关节面之间，产生关节卡顿的感觉。

（3）膝关节游离体 退变的膝关节软骨剥脱在关节腔内，形成游离体。在膝关节活动过程中，游离体卡在关节面时，可能会出现卡顿感。

（4）滑膜软骨瘤 在关节活动时，软骨瘤可能被夹在关节面之间，导致膝关节出现卡顿的现象。

（5）膝关节滑膜炎 膝关节滑膜炎导致膝关节出现肿胀、疼痛和卡顿等症状（图3-7）。

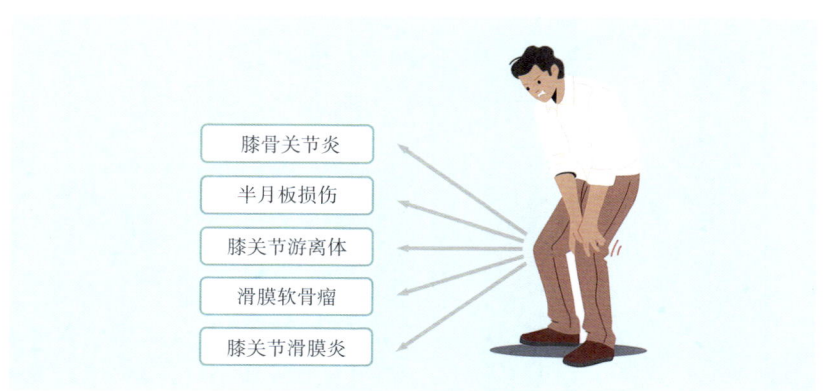

图3-7 引起膝关节卡顿的常见疾病

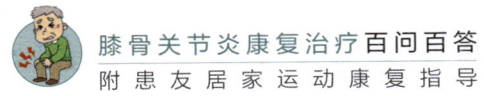

小提示

当膝关节出现卡顿，尤其是频繁卡顿时，一定要引起重视，及时到专科门诊就诊，以明确疾病和卡顿的原因。避免重复诱发卡顿的动作，增加膝关节周围肌肉的锻炼，避免剧烈运动，不要盲目使用药物或进行治疗，尤其要避免暴力按压。

43 膝关节软骨损伤后，会引发关节所在部位的哪些不适？

软骨，作为关节表面的一层关键性保护屏障，其首要功能是吸收并缓冲关节间承受的冲击力，同时促进关节的顺畅滑动与保持润滑状态，从而维护关节的健康运作。

对于膝骨关节炎患友来说，由于长期的慢性磨损、自然退变或关节因过度使用而持续承受不当的压力，软骨会逐渐遭受损伤，表现为磨损加剧、撕裂，乃至部分脱落。

膝关节软骨损伤后会导致关节所在部位出现以下不适：

（1）膝关节疼痛　软骨损伤后产生炎症反应，在炎症细胞的刺激下，膝关节会出现疼痛，尤其是在活动或受力时，疼痛加重。

（2）膝关节肿胀　软骨损伤后，由于炎症反应和液体渗出，膝关节会出现肿胀。

（3）膝关节活动受限　软骨损伤后的疼痛和肿胀会导致膝关节的活动被限制。

（4）膝关节周围肌肉萎缩　膝关节长时间不活动或活动量减少，膝关节周围肌肉可能会发生萎缩（图3-8）。

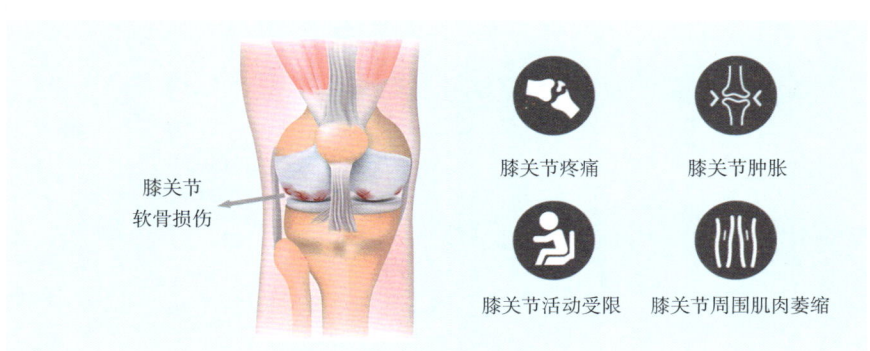

图3-8　膝关节软骨损伤引发的关节所在部位的不适

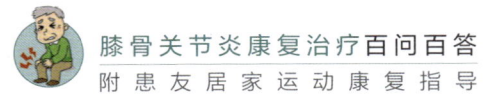
小提示

　　膝骨关节炎是一种慢性关节疾病，其特征是膝关节软骨的退行性改变和骨质增生，并在此基础上表现为关节疼痛、僵硬和活动受限。因此，在明确出现膝关节软骨损伤后，应及时就医并进行相应的治疗，以避免后遗症的发生。同时，患友也应注意休息，避免剧烈运动，并在医生的指导下进行康复训练。

44　有哪些症状时，需警惕可能患上膝关节滑膜炎？

膝骨关节炎患友常面临复杂多变的病情，其中滑膜炎作为核心病变之一，其出现需引起高度重视。当出现以下症状时，应警惕可能伴发了滑膜炎。

（1）**膝关节肿胀**　在滑膜组织的异常增生与炎症反应的共同作用下，膝关节区域会出现明显的肿胀，严重时关节腔内可出现积液。

（2）**膝关节疼痛**　滑膜炎、关节积液都会刺激关节囊上神经，导致疼痛。疼痛程度与炎症严重程度、波及范围有关，严重时夜间也会有疼痛感，甚至翻身都会诱发膝痛。

（3）**膝关节活动受限**　关节的肿胀与疼痛共同构成了对膝关节活动的双重限制，使得膝关节活动范围显著减小，日常行动受到严重影响（图3-9）。

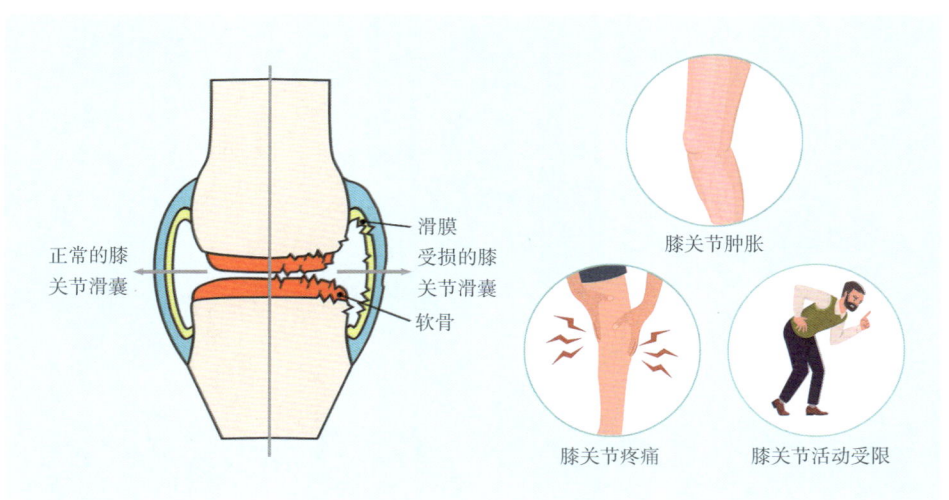

图3-9　膝关节滑膜炎病变图示及常见症状

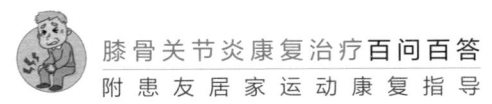

膝关节滑膜炎若长期存在，且未得到良好控制的情况下，可能导致膝关节软骨持续发生病变，严重者会出现关节畸形、跛行、行走困难等症状。部分患友在行走时还伴有剧烈疼痛，并因害怕疼痛而不敢活动，造成残疾。

小提示

反复发作的膝关节滑膜炎不仅会加速膝关节损害，还给个人生活带来很大不便，导致生活质量下降，长期的身体不适还可能影响患友的心理健康，增加发生焦虑和抑郁等心理问题的风险。因此，要充分重视膝关节滑膜炎的早期治疗，尽可能将病情控制在稳定状态内，减少其对患友身心健康的危害。同时，患友也应该注意保持良好的生活习惯，避免引发诱因，预防膝关节滑膜炎的发生。

45 同样是膝骨关节炎，为什么膝痛的位置和程度不一样？

虽然同样是膝骨关节炎，但由于每个人关节损伤的部位和病情的严重程度不同，膝痛的位置和程度可能会有所不同。

膝痛的位置和程度主要与以下几个因素有关：

（1）病情的严重程度　膝骨关节炎的疼痛位置、程度与病情的严重程度有关。早期膝骨关节炎可能只表现为轻度局灶性疼痛和不适，而随着病情逐渐加重，疼痛可能会变得更加剧烈，并扩散到膝关节的不同位置。

（2）受累的关节部位　膝骨关节炎可以影响膝关节的不同部位，包括股骨、胫骨和髌骨等。不同的关节受累会导致不同的疼痛位置和程度。当多个部位受损时，疼痛位置多发。

（3）个体差异　每个人的身体状况、生理结构和膝关节活动方式都有所不同，这也会影响膝骨关节炎的疼痛位置和程度。例如，有些人膝关节上方的肌肉和韧带结构更容易受到损伤或炎症的影响，有些则是膝内侧的肌腱和滑囊容易受累，从而导致疼痛部位的不同。

（4）其他疾病的影响　有时候，膝骨关节炎可能与其他膝关节疾病同时存在，如韧带损伤、半月板损伤或滑囊炎等。这些疾病也可能导致出现不同的疼痛位置和程度。

小提示

患友若患有膝骨关节炎并感到膝盖疼痛，建议及时就医，以便医生能够根据具体情况制订合适的治疗方案。同时，患友也可以采取一些自我护理措施，如适当休息、冰敷、物理治疗和药物治疗等，来缓解疼痛和不适。

46 为什么膝内侧痛在膝骨关节炎患友中比较常见?

来看诊的大部分膝骨关节炎患友都会提到膝关节内侧比较痛,走路的时候疼痛会更明显,有时候好像还会突出一块。这到底是怎么回事?

1)膝关节内侧是人体承受压力较大的部位,因此膝骨关节炎最初表现为膝内侧痛。

2)膝骨关节炎患友多数伴有不同程度的膝内翻畸形,即O型腿,因此走路时主要磨损膝关节内侧,导致疼痛多发生于膝关节内侧。

3)一些先天性或后天性因素导致的X型腿和内侧副韧带损伤,练功、跳舞引发的内侧副韧带松弛等,都可能导致膝外翻畸形,在后期便会引发膝骨关节炎和膝内侧痛。

4)继发的内侧副韧带或内侧半月板损伤也可能导致膝内侧痛(图3-10)。

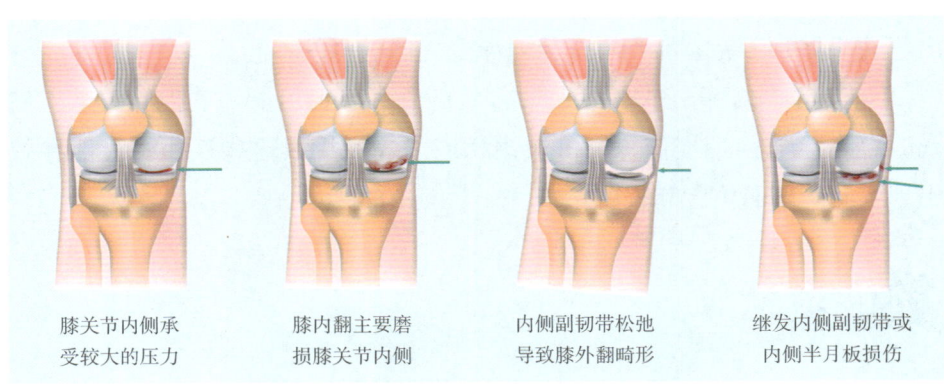

膝关节内侧承　　　膝内翻主要磨　　　内侧副韧带松弛　　　继发内侧副韧带或
受较大的压力　　　损膝关节内侧　　　导致膝外翻畸形　　　内侧半月板损伤

图3-10　膝内侧痛在膝骨关节炎患友中较常见的原因

膝内侧痛部位可能发生了炎症和损伤，发生病变的组织包括关节滑膜、半月板和韧带等。持续的疼痛不仅降低生活质量，还会增加做基本动作时的困难。

小提示

膝关节内侧是膝骨关节炎常见的疼痛部位，反复发作的疼痛对日常生活有显著的负面影响。对于休息后无法缓解的膝内侧痛、伴有肿胀的膝内侧痛、持续超过1周的膝内侧痛，都应得到患友的足够重视，建议及时前往专科门诊就诊，明确疼痛的原因，接受早期规范的干预。

47 膝骨关节炎是影响睡眠的"沉默杀手"吗?

看到这个问题您可能会问:关节炎不是由关节发炎而引起的关节肿痛和活动困难吗,怎么还会导致睡眠障碍?

国内大样本的调查数据显示,大约44%的膝骨关节炎患友存在睡眠障碍。夜间疼痛通常出现在疾病处于中、晚期的患友身上,部分急性期关节炎或者慢性关节炎急性复发的患友也会出现睡眠障碍。

夜间疼痛影响睡眠的常见原因如下:

1)夜间交感神经兴奋性降低,痛觉比白天敏感,且没有其他事务分散患友的注意力,因此患友会对疼痛的感觉更加关注。

2)夜间气温较低,活动减少,睡觉时保持同一个姿势,减慢了血液的运行速度,使炎症物质聚集在局部,加重了疼痛症状(图3-11)。

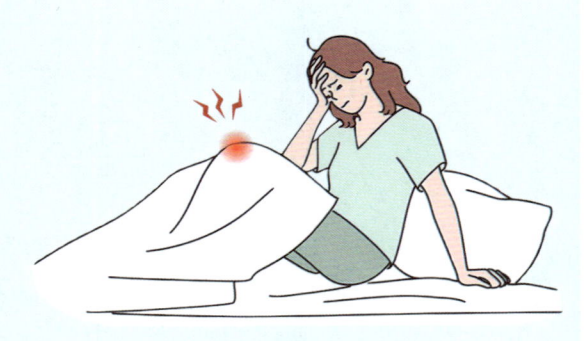

图3-11 夜间疼痛影响睡眠的常见原因

睡眠不足和疼痛程度又会相互影响,可能会陷入**"疼痛-睡眠障碍-疼痛加重-睡眠更加困难"的不良循环**,甚至会引发焦虑和抑郁等异常情绪。

小提示

　　导致膝骨关节炎患友睡眠障碍的原因比较多，除了疼痛，膝关节肿胀、活动受限、炎症反应等均会对睡眠造成不利影响。可以通过改变睡姿、冰敷、外用镇痛药贴等方式缓解疼痛，进而改善睡眠状况。如果自行处理后效果不佳，应尽快就医，明确膝骨关节炎的病情严重程度及引起睡眠障碍的原因，并进行针对性治疗，打断影响睡眠的不良循环，确保膝骨关节炎不再剥夺宝贵的睡眠时间。

48 患有膝骨关节炎的妈妈最近总是发脾气，这是为什么？

近年来，越来越多的研究表明，膝骨关节炎患友更容易出现心理情绪障碍，常见的心理情绪障碍包括焦虑、抑郁、神经衰弱等（图3-12）。

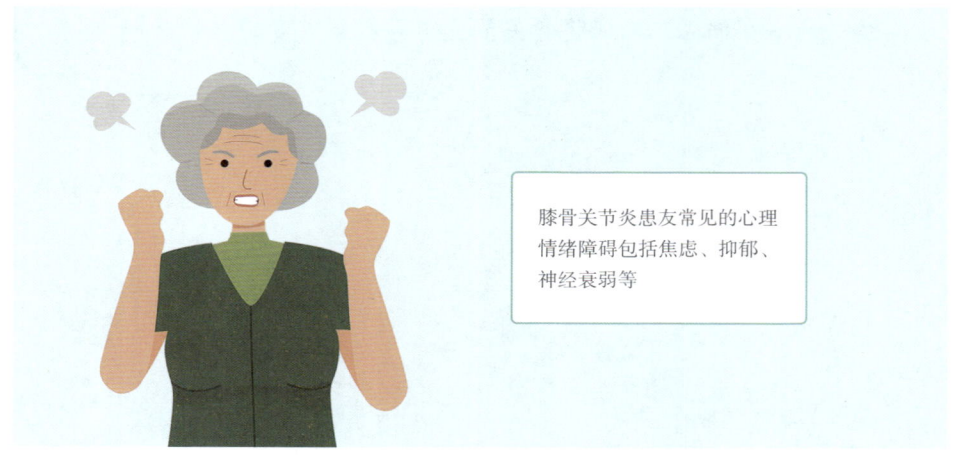

膝骨关节炎患友常见的心理情绪障碍包括焦虑、抑郁、神经衰弱等

图3-12 膝骨关节炎患友常见的心理情绪障碍

心理情绪障碍通常与以下因素有关：

（1）与病情变化相关的情绪异常 由关节疼痛、活动受限及治疗过程中的疼痛症状波动等因素造成，随着病情逐渐加重，患友日常生活和工作受到不良影响，导致他们感到沮丧、无助和焦虑。门诊也常常见到这样的患友，病情改善后，患友喜笑颜开，当症状有所反复和波动时，情绪变得非常低落，对治疗失去信心。

（2）与炎症和免疫系统变化有关的情绪异常 当关节发生炎症时，免疫系统会释放大量的炎症介质和细胞因子，这些物质不仅会导致关节组织损伤和疼痛，还可能影响大脑神经递质和激素平衡。当大脑神经递质和激素的平衡被打破时，人们更容易出现情绪障碍。

另外，到了膝骨关节炎晚期，严重的病情会影响膝关节外观，注重外在形象的患友可能会产生自卑、悲观的情绪。

小提示

患友需要及时关注自己是否存在抑郁和焦虑的情绪障碍，并及时咨询主诊医生进行诊断和治疗，接受相应的心理治疗和药物治疗。通过综合治疗，可尽快缓解疼痛，提高生活质量，减少并发症发生，重拾对生活的信心和勇气。

49 为什么患有膝骨关节炎的老人总是唠叨膝盖会反复肿痛？

膝骨关节炎的本质是关节慢性退行性改变，膝盖肿痛是该病常见症状。当遇到原发病因无法解除，或者诱发因素反复出现等情况时，确实会诱发病情进一步加重；或者关节炎症反复发作，膝关节就会反复出现肿痛的表现。所以，我们常常听到家里的老人唠叨膝关节又肿了、又痛了，令人很是困扰。

引起膝关节反复肿痛的常见原因如下：

1）膝骨关节炎病情过于严重，短期内关节炎症反复发生。

2）病变的关节受环境因素刺激，如着凉。

3）日常活动中频繁不当使用膝关节，导致关节因过多使用而反复损耗，如久蹲、上下楼梯等。

4）下肢力线异常，在日常生活中长期姿势不良、步态异常会不断磨损膝关节，导致病情持续加重。

5）膝关节结构退化后导致韧带不稳定、肌肉萎缩等，无法有效保护膝关节，损伤反复出现，导致肿痛间断发生（图3-13）。

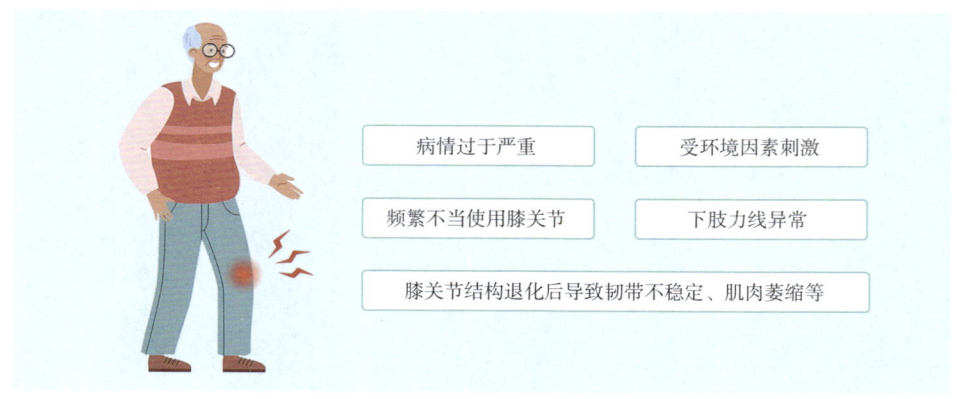

图3-13 引起膝关节反复肿痛的常见原因

小提示

膝骨关节炎是一种慢性病，患友要做好打持久战的准备。对于偶尔出现的膝关节肿痛要引起重视，出现反复肿痛更要及时就医，以明确病情的严重程度，寻找导致反复肿痛的原因和诱因。配合医务人员做好病情综合管理，让膝关节肿痛不再来。

50 随着时间的推移，膝骨关节炎的病情会越来越严重吗？

膝骨关节炎是关节的退行性改变，一旦开始退变，若不加干预，随着时间的延长，关节炎病情会持续进展，疼痛、肿胀等相关症状也会逐渐加重，最终影响关节正常的运动功能。其病情变化主要分为3个时期：病变早期、病变中期和病变晚期。膝骨关节炎不同病变时期的症状特点见图3-14。

膝内侧痛
晨起时关节僵硬
伴有发紧感
活动后可缓解

病变早期

走路时疼痛
疲劳感加重
膝关节活动受限
下蹲、站起困难
上下楼梯时膝盖无力、疼痛
膝关节外观出现变化

病变中期

膝关节局部按压疼痛
长期疼痛
活动能力下降
膝关节周围肌肉萎缩
膝关节无力

病变晚期

图3-14　膝骨关节炎不同病变时期的症状特点

小提示

膝骨关节炎的早期发现和规范治疗非常重要。通过适当的药物治疗、物理治疗和生活方式调整等综合管理，可以有效延缓病情进展，提高患友生活质量。无论哪一时期的膝骨关节炎，都应积极应对，通过康复治疗缓解疼痛，改善功能状态，降低致残率。

51 长期罹患膝骨关节炎，会有哪些危害？

早期阶段的膝骨关节炎常常引起关节肿痛，但中、晚期，尤其是晚期膝骨关节炎则会造成较多并发症，如肌肉萎缩、关节畸形、活动受限和心理障碍等。具体危害如下：

（1）肌肉萎缩　因疼痛和活动障碍，长期卧床或使用轮椅等，肌肉会出现失用性萎缩。

（2）关节僵直　关节内部结构失去正常的排列，关节面粗糙，关节内滑液生成障碍，导致关节变僵硬。

（3）关节畸形　关节内部结构被破坏，软骨面变薄，骨质增生，可能导致关节形态发生改变，出现畸形的现象。

（4）下肢深静脉血栓形成　长期关节制动或长期因疼痛不能行走，可能会引起下肢深静脉血栓形成。

（5）影响生活质量和情绪　由于疼痛和僵硬，膝骨关节炎患友可能无法进行基本的日常活动，如散步、跑步、跳跃等，甚至影响正常入睡，出现睡眠障碍。这些都会对他们的生活造成显著影响，导致他们感到沮丧和焦虑。

（6）其他并发症　在治疗过程中因长期服用非甾体抗炎药或其他有副作用的药物，有可能引起胃黏膜损伤，导致胃炎、胃溃疡等问题（图3-15）。

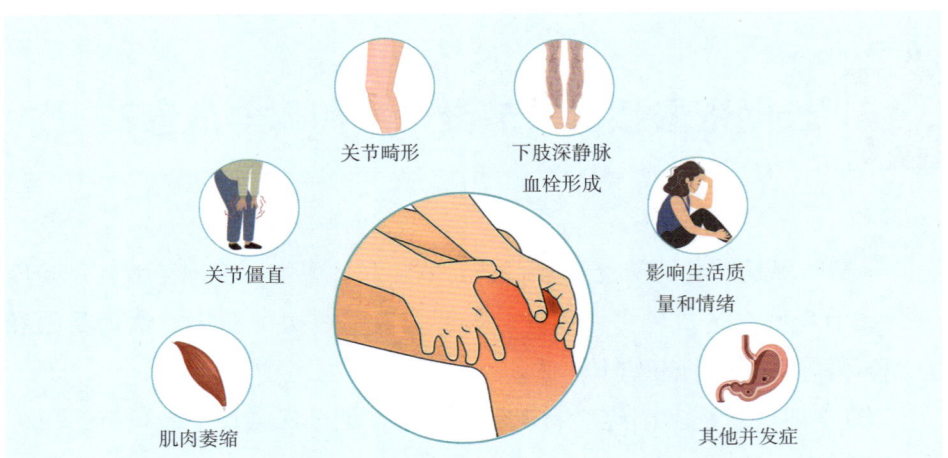

关节畸形

下肢深静脉
血栓形成

关节僵直

影响生活质
量和情绪

肌肉萎缩

其他并发症

图3-15　膝骨关节炎对患友的长期危害

小提示

　　千万不要小瞧膝骨关节炎，不要因为膝骨关节炎是中老年性疾病就任由其发展，也不要因为"疼痛忍忍就好了"的老观点而拒绝治疗。

52 膝关节骨质增生是怎么回事，它对人体有哪些不良影响？

骨质增生，即俗称的"骨赘""骨刺"，常见于发生退行性改变的骨关节。骨质增生是骨关节炎发生过程中骨头的代偿性反应，其目的是增加关节应力的承载面积，缓解异常应力。**骨质增生是持续进展的过程，一旦形成，很少发生退化或者消失。**

骨质增生可以出现在人体的各个关节，较常见于膝关节、髋关节和脊柱小关节等。其症状包括关节疼痛、僵硬、活动受限等，有时还会出现关节肿胀、积液等表现。

膝关节骨质增生会对人体产生以下影响：

（1）膝关节疼痛　膝关节骨质增生会导致膝关节周围组织发生炎症反应，并刺激膝关节囊周围的神经末梢，引起疼痛。

（2）膝关节僵硬　膝关节骨质增生可以限制膝关节的活动范围，使膝关节变得僵硬，影响患友的日常活动和运动能力。

（3）膝关节活动受限　膝关节骨质增生会导致膝关节活动受限，使患友难以完成一些日常活动，如行走、跑步等。

（4）心理影响　膝关节骨质增生会引起膝关节疼痛和不适，影响患友的生活质量，导致患友产生焦虑、抑郁等心理问题（图3-16）。

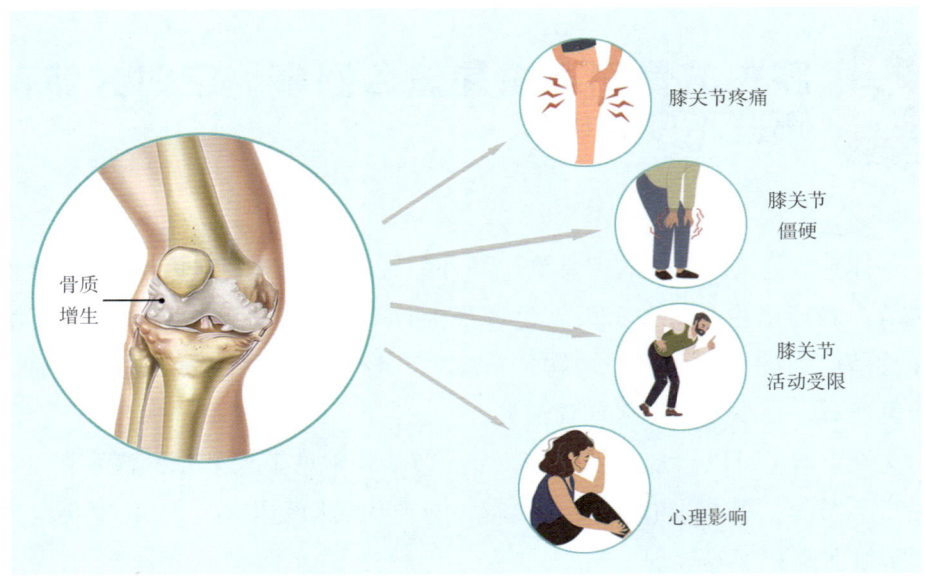

骨质增生

膝关节疼痛

膝关节僵硬

膝关节活动受限

心理影响

图3-16　膝关节骨质增生对患友的不良影响

小提示

　　骨质增生是一种自然生理现象，随着年龄的增长，每个人都有可能出现，因此，已出现骨质增生的患友不必过于紧张，更不要轻易相信那些宣称"吃药可以消除骨质增生""过量活动可以磨掉骨质增生"的小广告、偏方或非正规机构。骨质增生的预防比治疗更重要，对于骨质增生引发的不适，建议选用保守治疗。

53 膝骨关节炎患友为什么会在晚上感觉膝盖更痛？

膝骨关节炎患友在晚上出现疼痛症状加重的情况，可能与多种因素有关。常见原因如下：

（1）夜间活动减少　由于白天持续活动，关节部位的血液循环障碍会有所减轻，症状表现相对较轻。而晚上休息时，患友长时间保持静止状态，血液循环减慢，炎症可能加重，从而加剧疼痛。

（2）激素变化　人体内的激素水平会在不同的时间段发生变化。在夜间，体内的肾上腺素分泌量通常较低，这可能导致免疫系统的功能下降，从而使膝骨关节炎患友的病情更加严重。

（3）姿势不当　许多膝骨关节炎患友在睡觉时会选择不正确的睡姿，如侧卧位等。这种姿势会导致受累关节的压力增加，进一步加剧疼痛。

（4）睡眠问题　部分患友由于睡眠质量差，严重时甚至可导致神经衰弱、身体敏感，痛觉阈值降低，这时轻度的刺激即可引起疼痛，同时疼痛又会影响睡眠，造成恶性循环。

（5）其他疾病影响　有些类型的膝骨关节炎还可能与其他疾病相关联，如骨质疏松、糖尿病等。这些疾病的发作也可能导致夜间疼痛加重（图3-17）。

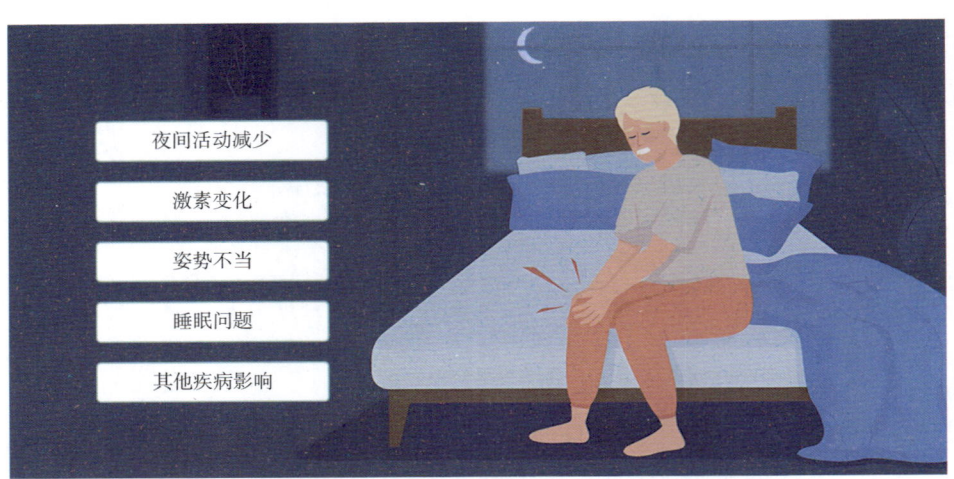

图3-17　膝骨关节炎患友夜间疼痛加重的原因

小提示

　　对于长期遭受膝骨关节炎困扰的人群来说，建议采取一些措施来缓解不适，如适当运动、保持良好的睡眠习惯、调整睡姿等。若不适感加重，可适当服用止痛药或者催眠药物，同时也要进行自我调节和改变生活习惯。如果症状严重影响日常生活，应及时就医并接受专业治疗。

PART 4

第四篇
诊前须知

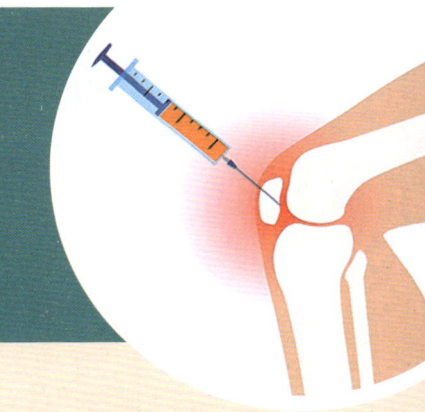

　　本篇内容将向患友详细介绍就诊前的注意事项，让大家在就诊前做到心中有数。

54 膝骨关节炎患友出现什么情况时需要看医生?

膝骨关节炎患友出现以下情况时,建议看医生。

(1)膝痛反复或持续加重 当膝关节疼痛持续发作,影响夜间睡觉,或者短距离步行后膝关节疼痛加重,或者原有疼痛虽经治疗有所缓解,但复发后治疗效果不佳,症状持续时,建议看医生。

(2)膝关节肿胀加重 原本无肿胀的膝关节在遇到诱发因素后突然肿胀,且经休息和药物治疗后效果不佳,肿胀持续并伴有疼痛加重时,建议看医生。

(3)膝关节僵硬和活动受限加重 晨起或久坐后膝关节僵硬感明显并伴有膝关节活动度逐渐受限时,建议看医生。

(4)腿部肌肉萎缩 发现膝骨关节炎患侧的大腿较健侧细,且行走力量不足,易疲劳时,建议看医生。

(5)下肢运动功能障碍 在日常生活中,步行距离逐渐缩短,上下楼梯变得费力,以及坐姿和站姿的转换变得困难时,建议看医生。

(6)跌倒等意外发生时 膝骨关节炎患友因膝盖肿痛、活动受限等原因,步行稳定性有所下降,易出现关节扭伤和跌倒,一旦发生上述意外,应及时就诊(图4-1)。

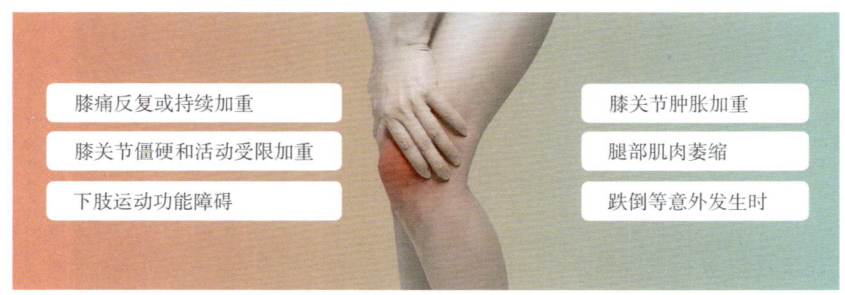

图4-1 膝骨关节炎患友需要看医生的情况

55 要去哪个科室看诊膝骨关节炎?

膝骨关节炎患友常因关节肿痛、活动时疼痛或行走困难等情况前往医院就诊。医院哪些科室可以看诊膝骨关节炎呢?

1)如果没有外伤等明显外部因素的情况下,建议选择**康复医学科**、**中医科**或**针灸科**等科室就诊。康复医学科主要通过药物治疗+注射治疗+理疗+运动治疗等手段综合治疗和管理疾病;中医科通过中医药治疗膝骨关节炎;针灸科的主要治疗手段是传统针灸和推拿。

2)如果膝盖肿痛由外伤因素引起,建议前往**骨科**或**运动医学科**就诊,首要任务是排除是否存在因骨折而导致的膝关节损伤。

3)如果全身多关节肿痛,或者除了膝关节肿痛外,还存在发热等全身不适症状时,建议前往**风湿免疫科**就诊,以排除类风湿性关节炎、痛风等疾病的可能(图4-2)。

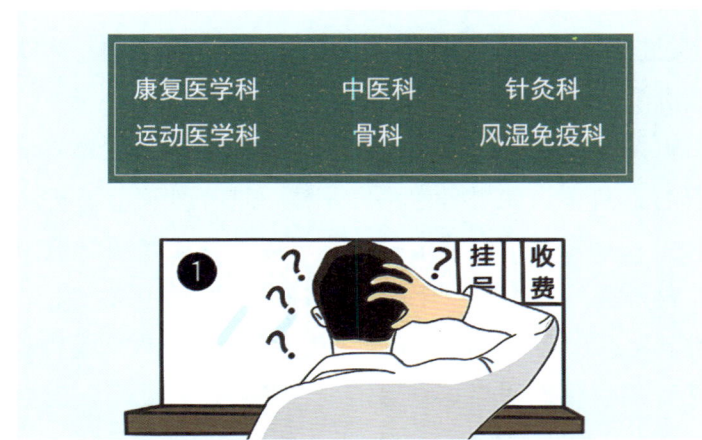

图4-2 膝骨关节炎患友可前往看诊的科室

患友无论前往哪个科室就诊,都需尽快完善相关实验室和影像学检查。

56 膝骨关节炎患友就诊前需要做哪些准备?

为更精准地判断病情,实现准确评估,快速明确诊断,看诊医生常常会询问患友一些问题和为患友做一些身体检查,如果患友能提前做好以下准备,将有助于节省诊疗时间。

(1)整理患病信息 记录膝痛的具体发生情况,包括可能的诱发因素和缓解因素;列出已接受的所有治疗(可以带上日常服用的药物清单),说明治疗效果及是否有副作用;准备好既往相关的病历资料。

(2)穿着宽松衣裤 医生需对患病关节、下肢力线及步态等情况进行评估,患友最好穿着易于穿脱的鞋子和宽松的衣服、裤子,以便医生进行体格检查。

(3)携带检查资料 患友可以带上在外院做的膝关节X线、CT、MRI、超声等检查的结果。如果未进行过相关检查,建议提前了解膝关节疾病常用的检查项目,以便就医时提出。

(4)关注身体状况 在就诊前,患友应留意自己的身体状况,避免过度劳累或饥饿,以免影响医生的诊断和治疗。

(5)选择看诊科室 患友可以根据自己疾病的情况及对治疗方法的偏好来选择看诊科室。如果考虑手术,建议选择骨关节外科或运动医学科等外科科室;如果希望保守治疗,则可以选择康复医学科、中医科或针灸科等内科科室。选择时,请综合考虑病情需要及医生专长。

膝骨关节炎患友应及时到正规医院就诊,以免延误病情,若关节存在红、肿、热、痛或疼痛明显加重等情况,请勿擅自处理,应尽快前往医院就诊,并在专科医生的指导下进行规范处置。

57 膝骨关节炎患友接受治疗后，应什么时候复诊？

膝骨关节炎作为一种慢性病，其治疗效果在病情发展过程中常会受到多种因素的影响，尤其对于中、重度膝骨关节炎患友来说，由于病情已达到一定的严重程度和复杂程度，因此在康复治疗上也会面临不小的困难。

存在以下情况时，建议患友及时复诊。

1）接受非侵入性治疗（如理疗、按摩、针灸、外用药贴、口服药物等）1周后，膝关节疼痛缓解不明显时，应及时复诊，必要时调整治疗方案。

2）接受关节腔注射治疗后，膝关节疼痛在1周内仍不缓解时，应及时复诊。

3）接受治疗后，如果膝关节周围皮肤红肿，疼痛持续加重时，应尽快复诊。

4）居家运动康复治疗后，膝关节出现不适且休息后不能缓解时，应及时复诊。

5）整体病情稳定，但偶有症状波动的患友应定期复诊，建议每3~6个月复诊1次。

6）病情顽固的患友应按疗程接受规范的康复治疗，并按医嘱定期复诊。

小提示

膝骨关节炎是一种慢性病，遇到诱因后也会有肿痛急性发作和反复发作的情况，因此需要遵医嘱定期复诊，必要时，医生会根据患友恢复情况调整治疗方案。定期复诊，采用合理的治疗方案，将有利于加快病情恢复。

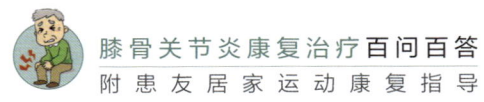

58 膝骨关节炎能被治愈吗?

膝骨关节炎作为一种退行性疾病,主要由年龄增长、长期负重及关节磨损等因素引起。**衰老是自然界不可违背的规律**,其给身体带来的损伤通常是不可逆的。目前的医学和科技水平尚无法将已老化、退变的关节修复到没有损伤时的原始状态,所以当前的医疗水平无法根治膝骨关节炎。但通过康复治疗,即通过多种非手术疗法,如理疗、手法治疗、运动康复、中医治疗等,可达到减轻关节肿痛、恢复关节运动功能和延缓病情进展的目的。

小提示

患友在看诊前应先对膝骨关节炎及相关康复治疗有个客观、全面的认识。从医学角度看,膝骨关节炎是难以完全被根治的。但不能"根治"并不等于"没救",患友不要过分失望。采用规范的阶梯化与个体化康复治疗方案,可起到减轻疼痛、改善或恢复关节功能的效果,达到提高患友生活质量、延缓疾病进展和矫正关节畸形的目的,即可以实现"临床治愈"。

另外,患友应自觉加强对膝关节的保护意识,在日常生活、工作及娱乐活动中都应注重保护膝关节,避免不当或过度使用,且行且珍"膝"。

59 既然膝骨关节炎无法被治愈，为什么还要接受治疗？

虽然膝骨关节炎目前无法被完全治愈，但接受规范的康复治疗仍然是重要且必要的。康复治疗有助于减轻疼痛，改善膝关节运动功能，延缓病情加重，预防并发症，可显著提高患友的生活质量。具体益处如下：

（1）缓解膝关节疼痛　膝骨关节炎常伴随疼痛和不适感，常常对患友的日常生活及活动能力产生不良影响。康复治疗有助于减轻疼痛，使患友在活动过程中感到舒适。

（2）改善膝关节功能　膝骨关节炎会导致膝关节功能受损，影响患友的运动能力和日常活动。通过治疗，可以帮助患友恢复或维持膝关节功能，提高生活质量。

（3）延缓病情进展　现代科技尚无法完全治愈膝骨关节炎，但通过规范的康复治疗和管理，可以较好地控制膝关节炎症，延缓膝关节损伤的进一步加剧。

（4）提高生活质量　反复发作的膝关节疼痛对患友的情绪和心理健康产生负面影响，患友常常感到沮丧和焦虑。通过规范的康复治疗，可减轻膝关节疼痛，改善活动能力，提高生活质量，乐观的心态更有助于患友积极应对疾病。

（5）预防并发症　随着病情的进展，膝骨关节炎患友可能会出现关节畸形、肌肉萎缩、关节功能丧失等并发症。通过积极参与康复治疗，可以减少上述并发症的发生，并减轻已存在的功能损害，促进膝关节功能的恢复。

轻症患友经过治疗可以基本恢复正常的运动能力。重症患友做好关节的保养，可以延长关节的使用寿命，更好地享受生活。

PART 5

第五篇
膝骨关节炎的
诊断和病情评估

　　准确、及时、全面地对膝骨关节炎进行诊断和病情评估对后续康复治疗有着重要的指导意义。诊断并非仅基于单一维度，而是综合多方面因素进行考量的结果。从患友的症状表现到体征，乃至其日常活动能力，都需要进行完整、细致的考量。影像学检查，包括X线、MRI、肌骨超声等，都是辅助诊断膝骨关节炎不可或缺的手段。同时，实验室检查也能帮助排除其他可能的疾病。通过对这些疾病要素进行系统整合与深入分析，才能精准地评估膝骨关节炎患友的病情严重程度，进而为制订个性化的康复治疗方案奠定基础。

60 如何初步确认自己患上膝骨关节炎?

如果患友出现膝关节疼痛，并符合以下特征，即可初步怀疑患上膝骨关节炎。

1) 年龄≥45岁。

2) 晨起感觉膝关节僵硬，且持续时间不超过30分钟；或膝关节持续疼痛（图5-1）。

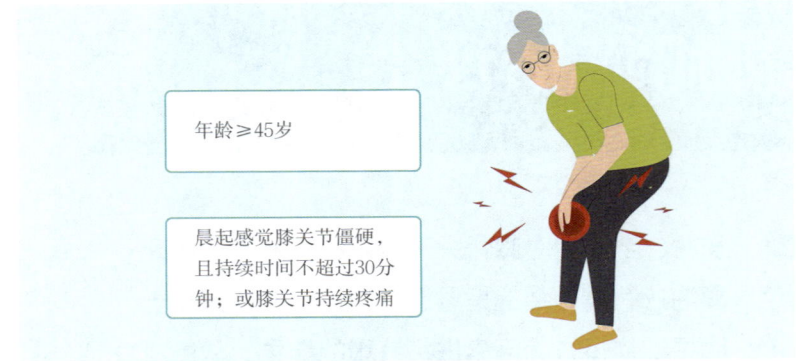

年龄≥45岁

晨起感觉膝关节僵硬，且持续时间不超过30分钟；或膝关节持续疼痛

图5-1 初步确认患上膝骨关节炎的两个特征

为进一步明确疾病诊断，患友还需要完善X线、CT、MRI或肌骨超声等影像学检查。

小提示

膝骨关节炎患友通常会有膝关节的不适体验，包括但不限于关节弹响、疼痛、肿胀、活动受限（如难以弯曲或感觉僵硬）。为避免漏诊、误诊，患友应前往正规医院的专科门诊就诊，通过完善相关检查来排除其他原因引起的关节疾病，如风湿性关节炎、类风湿性关节炎、痛风性关节炎等。

61 为什么医生安排那么多种X线检查?

主诊医生会为膝骨关节炎患友安排膝关节X线检查，主要目的是明确膝骨关节炎的疾病诊断和评估膝关节退变的严重程度，为患友制订个体化的康复治疗计划。

膝关节X线检查包括5种类型：①膝关节正位片（图5-2）；②膝关节侧位片（图5-3）；③髌骨轴位片（图5-4）；④膝关节负重位片（图5-5）；⑤下肢全长负重位片（图5-6）。这些检查往往根据疾病诊疗需要进行选择。

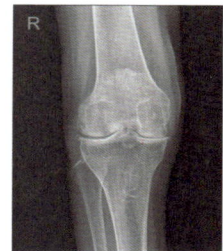
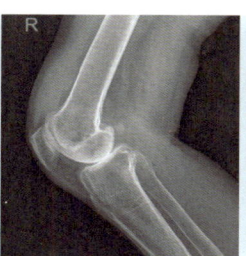
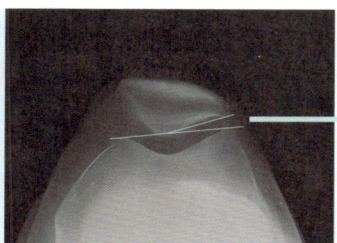

外侧髌股角为（7.8±3.1）°

图5-2 膝关节正位片　　图5-3 膝关节侧位片　　图5-4 髌骨轴位片

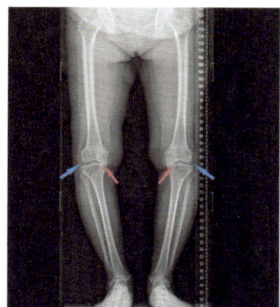

可见膝关节的关节间隙明显变窄（红色箭头所示）并膝关节内翻（蓝色箭头所示）

图5-5 膝关节负重位片

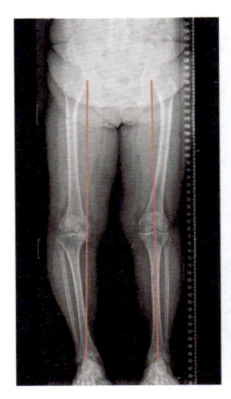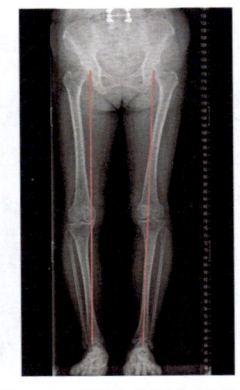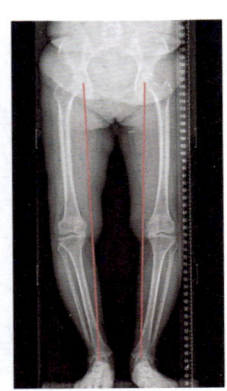

图5-6 下肢全长负重位片

　　膝关节正位片、膝关节侧位片、髌骨轴位片的检查目的是通过获取有无骨质增生、关节间隙大小等信息初步评估膝关节退变的严重程度；膝关节负重位片要求患友在站立状态下进行膝关节X线检查，负重位的影像能真实反映膝关节间隙大小，进而评估膝关节的退变程度；下肢全长负重位片也是在站立位时进行拍摄，拍摄范围包括髋关节到踝关节的整个下肢影像，根据患友下肢力线信息分析病因和病情严重程度，从而确定个体化的康复治疗方案。

小提示

　　下肢力线异常的成因复杂，膝内/外翻的情况并不完全是病理结构变化所致，有时候与患友身体姿势有很大关系。例如，脊柱侧弯、骨盆前倾的患友可能出现下肢内旋的情况，这一情况可能加重膝内翻畸形，给内侧副韧带和半月板造成较大应力从而导致膝痛。由于膝痛疾病成因复杂，有时医生还会加查骨盆和腰部X线，以了解病因、辅助诊断，并据此制订个体化的康复治疗方案。

62　膝关节X线检查结果正常，为什么还会膝痛?

　　膝骨关节炎是导致中老年人膝痛的常见疾病，但它不是导致膝痛的唯一疾病。

　　导致膝痛的疾病还包括半月板损伤（图5-7）、膝关节滑膜炎（图5-8）、髌骨退行性改变（图5-9）等。另外，内、外侧副韧带损伤（图5-10）和髌韧带炎（图5-11）、鹅足肌腱炎、髂胫束摩擦综合征（图5-12）等膝关节周围软组织病也会出现膝痛。当这些膝关节周围软组织病或者膝骨关节炎处于病情早期阶段时，X线检查不能发现潜在的病灶或者骨组织变化不明显的微小病灶，需要使用分辨率更高的影像学检查方法，如MRI或者肌骨超声等检查。

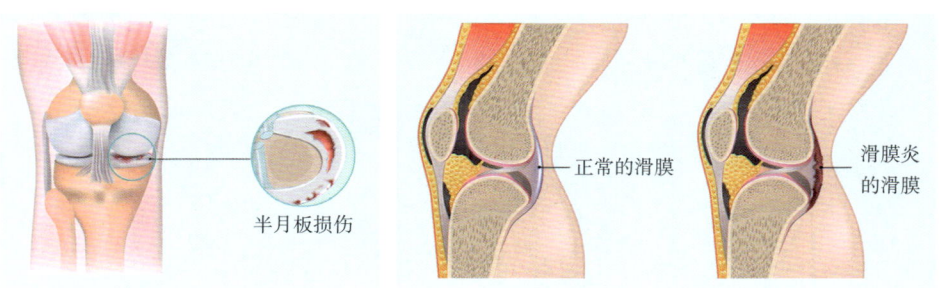

图5-7　半月板损伤　　　　　　　　图5-8　膝关节滑膜炎

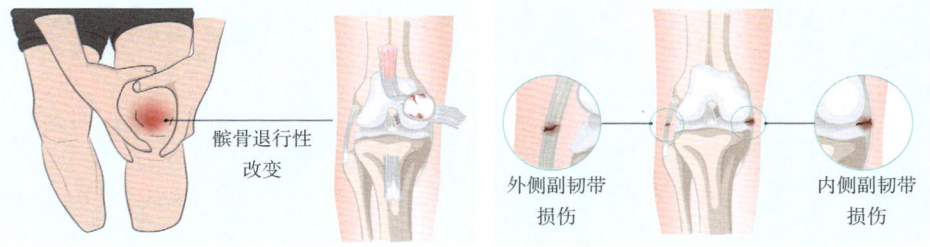

图5-9　髌骨退行性改变　　　　　　图5-10　内、外侧副韧带损伤

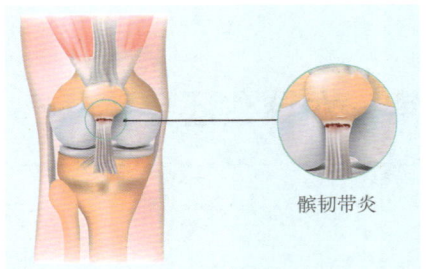

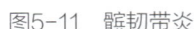
髌韧带炎

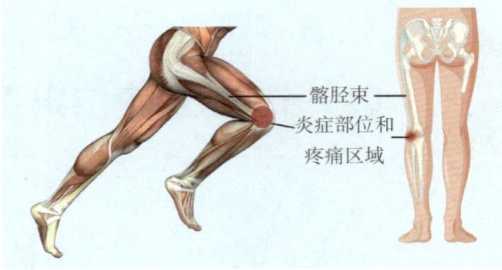
髂胫束
炎症部位和
疼痛区域

图5-11　髌韧带炎　　　　　　　　图5-12　髂胫束摩擦综合征

小提示

　　尽管X线检查是膝骨关节炎首选的影像学诊断方法，但有些早期膝骨关节炎病例的X线表现无显著变化，这时可能需要通过其他影像学检查来辅助诊断。常用的如MRI或肌骨超声等检查可以发现早期骨下结构、韧带和软骨等的变化。因此，即使X线检查结果正常，也不应忽视进一步的检查和诊断。为了尽快查明膝痛的原因，实现早期诊断和早期治疗，患友应积极配合医生，采取必要的检查手段。

63 刚做完膝关节X线检查，为什么医生建议进一步做MRI检查？

由于X线和MRI检查的成像原理不同，因此它们在人体组织成像方面的优势也各异。X线检查主要用于评估**骨和关节的病变情况**，如骨质增生严重程度、关节间隙狭窄程度等。MRI检查在检测软骨退变上具有更高的敏感性，它能够清晰呈现软组织和软骨的细微变化，包括**滑膜炎、侧副韧带松弛、软骨磨损**等。此外，MRI检查还能准确诊断**半月板、韧带的损伤程度**，这些组织的损伤在X线片上往往难以被发现。

膝骨关节炎的病情分为早、中和晚期，每一时期膝关节不同组织结构的病变程度不同。比如早期阶段，患友可能仅感受到轻度或间歇膝痛，膝关节组织结构可能尚无显著变化，这时X线检查无法显示明显的骨质增生或仅能显示微小变化，容易漏诊。相比之下，MRI检查可以早期发现微小病变，有助于医生及时采取全面的干预措施，延缓膝关节的退变。

小提示

如无特殊禁忌证，主诊医生一般都会首选X线检查作为初步评估的手段，根据X线检查结果，如有必要才会建议患友进一步做MRI检查，并会详细解释MRI检查的重要性和必要性，患友可与主诊医生全面讨论检查的目的和其对治疗方案的指导意义。患友应遵医嘱进行检查，切不可误读医生的检查意图，以便医生能够更准确地判断病情并制订合适的康复治疗方案。

64 如果不能做MRI检查，有没有其他检查方法？

虽然MRI检查是评估膝关节病情的金标准，但该检查方法也有局限性。具体而言，对于体内有钢板、钢钉、起搏器、血管支架、子宫内节育环、假牙等金属植入物的患友，以及患有幽闭恐惧症难以配合长时间检查的患友而言，进行磁共振扫描会产生一定的危险性，难以顺利、安全地完成检查过程。这不仅限制了患友获取膝关节病情的详细影像学信息，还可能影响医生对疾病的诊断和治疗决策。

肌骨超声检查是近年来开展较多的一项价廉易得、安全无创、无副作用的影像学诊疗技术。该技术通过高频探头对关节及其附属肌腱、韧带、软骨、滑膜等组织进行检查，不仅具备发现早期病变的敏感性，还操作便捷，不受金属植入物的限制，这是MRI检查所不具备的（图5-13）。因此，肌骨超声检查在早期发现和辅助诊断膝关节疾病方面具有重要作用。

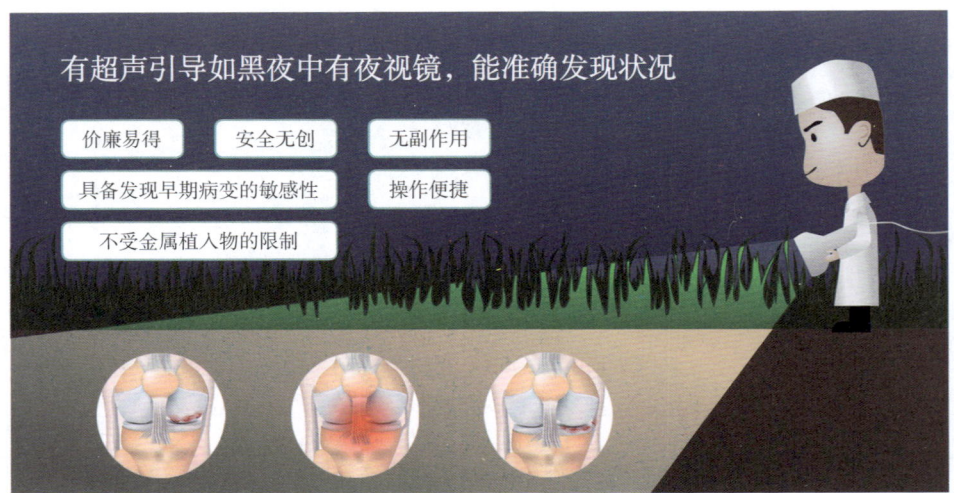

图5-13 肌骨超声检查的优势

小提示

　　适用于膝关节疾病的影像学诊疗技术有很多种。每一种检查方式都有其优势和不足之处。肌骨超声检查虽然优势很多，但也有一定局限性。其无法直接确定关节内部韧带和软骨下骨骼的病变，且超声检查结果依赖医生的检查技术。无论如何，越来越多的临床专家都开始认识到肌骨超声检查这一影像学诊疗技术在膝关节疾病诊断、鉴别诊断、病情评估和治疗上的显著优势，并进行积极推广和运用。希望广大患友也能积极尝试这一项检查。

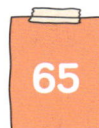
65 通过影像学检查已确诊膝骨关节炎，还需要做其他检查吗？

膝骨关节炎的诊断主要依赖患友存在的膝关节疼痛和僵硬症状，以及膝关节影像学检查、年龄等信息。然而，鉴于膝关节疾病常由多种原因引起，还需要借助实验室检查，如抽血检测、关节液生化分析、皮肤镜病理切片检查等来进一步诊断和鉴别诊断（图5-14）。例如，对于疑似合并类风湿性关节炎和风湿性关节炎的患友，还需要通过抽血检查风湿因子、类风湿因子及评估炎症活动的严重程度来确认；对于疑似合并痛风性关节炎的患友，还需要通过检测血液的尿酸水平来辅助诊断。

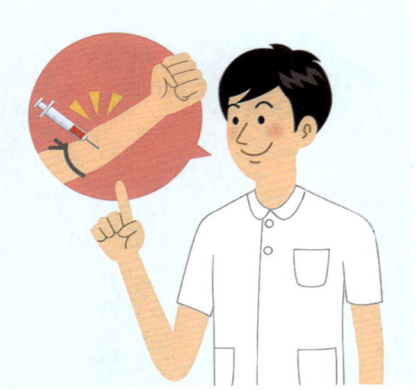

鉴于膝关节疾病常由多种原因引起，还需要借助实验室检查，如抽血检测、关节液生化分析、皮肤镜病理切片检查等来进一步诊断和鉴别诊断

图5-14　需要借助实验室检查来进一步诊断和鉴别诊断膝骨关节炎

因此，病情复杂、顽固的患友，或者病因不明、疑似多重病因交织的病例，都应考虑进行额外的检查，以排除其他可能的诊断，从而保证治疗的安全性和有效性。

小提示

　　膝骨关节炎的诊断标准简单、统一，但直接或间接导致膝骨关节炎的病因有所不同，因此进一步完善相关实验室检查、影像学检查非常有必要。其目的，一是鉴别并排除其他疾病，如风湿性关节炎、类风湿性关节炎、痛风性关节炎、血友病、糖尿病等疾病；二是进一步评估病情，以便制订个体化的康复治疗方案，从而让患友尽早开始接受规范的康复治疗。

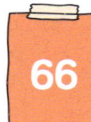
66 如何判断膝骨关节炎病情的严重性？

（1）根据膝关节症状判断　膝关节疼痛和活动受限是病情严重程度最直观的表现，病情越重，膝关节疼痛程度和活动受限也越重。当然，如果病情处于急性发作期，也会表现为膝关节显著肿痛和活动受限，所以依据症状来判断病情的严重性，会受患友主诉主观性的影响。

（2）根据影像学结果判断　根据X线和MRI检查结果中膝关节骨性结构和软骨病变的程度判断病情的严重性。中国中西医结合学会、中华中医药学会联合发布的《膝骨关节炎中西医结合诊疗指南（2023年版）》中，通过对比X线和MRI检查结果，将膝骨关节炎临床病情严重程度划分为3个级别，Ⅰ级病情最轻，Ⅱ级次之，Ⅲ级病情最重（图5-15），具体各分级对应的相关影像学表现见表5-1。

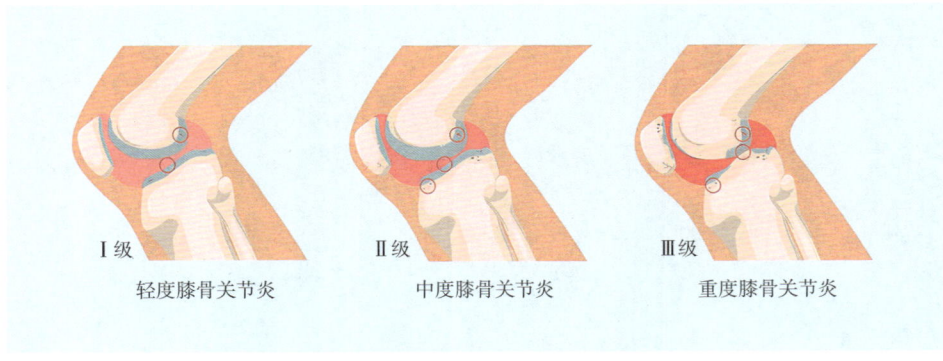

Ⅰ级　　　　　　　　Ⅱ级　　　　　　　　Ⅲ级

轻度膝骨关节炎　　　中度膝骨关节炎　　　重度膝骨关节炎

图5-15　膝骨关节炎临床病情严重程度分级

表5-1 膝骨关节炎临床病情严重程度分级及对应的影像学表现（西湖分期）

病情综合分级	X线表现	MRI表现	
		软骨损伤	骨髓病变
Ⅰ级	无关节间隙狭窄	无或软骨退变	不超过2个部位
Ⅱ级	关节间隙变窄	软骨缺损但未累及全层软骨	3～4个部位
Ⅲ级	关节间隙严重狭窄，甚至关节间隙消失	全层软骨缺损	超过4个部位

（3）其他 患友的年龄、病史、病程、关节畸形与否等信息均可辅助判断膝骨关节炎病情的严重性。

小提示

患友症状的主观描述和膝关节活动受限与功能障碍的客观表现，都是评估病情严重程度的重要依据。但对疼痛程度的描述具有主观性，需综合考量个体差异。影像学诊断作为辅助手段，不仅帮助明确病情，还能在一定程度上分辨并排除心理因素对病情评估的潜在影响。因此，为明确病情的严重性和制订个体化的康复治疗方案，需要综合多方面信息对患友的病情进行评估。

67 如何自我评估膝骨关节炎病情的严重程度?

　　《老年骨关节炎及骨质疏松症诊断与治疗社区管理专家共识（2023版）》提供了一份膝骨关节炎病情自评表（表5-2），患友可自我评估膝骨关节炎病情的严重程度，评估结果可用于指导后续治疗。

表5-2　膝骨关节炎病情自评表

序号	评估条目	评分
1	在休息或睡眠时感到膝关节疼痛?	0～10分
2	在变换体位（如突然站起、坐下）时膝关节疼痛?	0～10分
3	在跑步、快走时膝关节疼痛?	0～10分
4	在天气变化（如转阴、下雨或者季节交替之际）时膝关节疼痛或原有疼痛加重?	0～10分
5	在傍晚气温较低或秋冬季节感到膝关节寒冷或膝关节在回暖后疼痛减轻?	0～10分
6	膝关节有肿大积液?	0～10分
7	和对侧膝关节或身上其他部位相比，患侧膝关节周围皮肤的温度增高?	0～10分
8	膝关节有晨僵感，但适量活动能缓解，晨僵维持时间久吗?	0～10分
9	下蹲、站起时膝关节感到疼痛?	0～10分
10	上下楼梯时膝关节感到疼痛?	0～10分

（续表）

序号	评估条目	评分
11	根据一次性持续站立时间进行评估：一次性站立≥120分钟对应"健康"（0分），＜120分钟且≥60分钟对应"轻度"（1～3分），＜60分钟且≥30分钟对应"中度"（4～6分），＜30分钟且≥10分钟对应"重度"（7～9分），＜10分钟对应"极重度"（10分）	0～10分
12	根据一次性步行距离进行评估：一次性步行≥3 000米对应"健康"（0分），＜3 000米且≥2 000米对应"轻度"（1～3分），＜2 000米且≥1 000米对应"中度"（4～6分），＜1 000米且≥500米对应"重度"（7～9分），＜500米对应"极重度"（10分）	0～10分
13	需要借助手杖、拐杖、轮椅等辅助器具进行转移？	0～10分
14	做家务受影响程度："无任何影响"对应"健康"（0分）；"偶尔不能做家务"对应"轻度"（1～3分）；"经常不能做家务"对应"中度"（4～6分）；"完全无法做家务"对应"重度"（7～10分）	0～10分

注：自评表包含14项条目，每项条目依据病情严重程度，由轻到重按0～10分进行评分。总分0～13分为健康，14～49分为轻度病情，50～97分为中度病情，98～140分为重度病情。

小提示

鉴于大多数患友为非医学专业人士，建议在主诊医生帮助下完成此自评表。居家自评者完成自评后，也请及时与主诊医生沟通评估结果，这将有助于医生判断治疗效果或调整康复治疗方案。

PART 6

第六篇
膝骨关节炎的
康复治疗

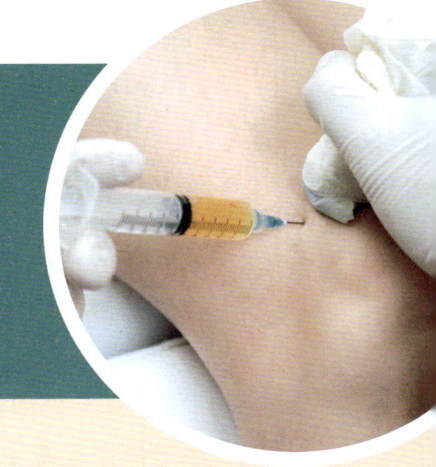

　　对于膝骨关节炎患友而言，深入了解并掌握科学有效的康复治疗方法尤为重要。这不仅能够帮助患友缓解病痛，还能在一定程度上恢复膝关节功能，让患友重新找回生活的自由与乐趣。接下来的这一篇中，我们将全面、细致地探讨膝骨关节炎的康复治疗方法：从运动治疗的选择与实践，到物理治疗的多样应用；从药物治疗的利弊分析，到手术治疗的必要性与术后康复；从中医治疗方法的种类与特点，到膝关节护具的辅助作用，都将被一一介绍。同时，本篇也将介绍康复治疗过程中常见的认识误区，避免患友走弯路，确保患友康复之路的顺畅。

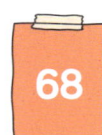
68　膝骨关节炎的治疗方法有哪些?

根据治疗方法的类别不同,膝骨关节炎的治疗分为基础治疗、药物治疗、修复性治疗和重建治疗,这一系统化的治疗过程又称为**阶梯化治疗**。

(1)**基础治疗**　包括健康教育、物理治疗(运动治疗、理疗)和行动辅助支持,适用于所有膝骨关节炎患友。

(2)**药物治疗**　所用药物包括非甾体抗炎药、抗焦虑药、玻璃酸钠、糖皮质激素、中药等。对于基础治疗效果欠佳的患友,可以考虑增加药物治疗。

(3)**修复性治疗**　包括关节镜手术和截骨手术(如胫骨高位截骨术、股骨髁上截骨术和腓骨近端截骨术等)。对于药物治疗效果仍不理想的膝骨关节炎患友,可以进阶到手术治疗。

(4)**重建治疗**　如人工关节置换术、单室关节成形术等。经修复性治疗后,症状和功能改善仍不满意的膝骨关节炎患友,可以前往骨关节外科咨询重建治疗(图6-1)。

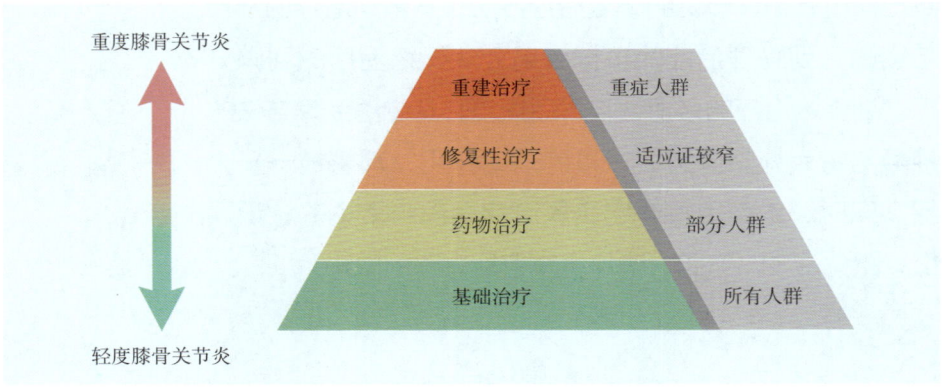

图6-1　膝骨关节炎的阶梯化治疗方案

小提示

膝骨关节炎患友的病情严重程度各有不同，主诊医生会根据每位患友的具体病情，灵活采用不同治疗方法或者联合多种治疗方法进行治疗。

对于轻度病情的患友，应注重个人健康管理，如减重、适当运动、调整不良生活习惯等，如有膝关节肿痛，可辅以口服或者外用药物治疗。

对于中度病情的患友，如果理疗和口服药物治疗效果不佳，可考虑接受关节腔内注射治疗以进一步控制病情发展，后续治疗建议选择理疗和运动治疗，以帮助膝骨关节炎病情维持在相对稳定的阶段。

对于重度病情的患友，如果基础治疗仍不能较好地缓解疼痛和改善膝关节功能，则可能要考虑手术治疗。手术后，为了获得良好的膝关节功能，系统的康复治疗也是非常有必要的。

69 膝骨关节炎患友如何自主进行运动治疗？

　　国内外诊疗指南均推荐膝骨关节炎患友定期参与体育活动和运动锻炼。运动不仅有助于缓解关节疼痛和改善活动能力，还对患友的心理健康和全身机能具有积极的影响，亦有助于提升患友的自信心，减少压力和提高社会参与能力。

　　膝骨关节炎患友自主进行运动治疗时应注意：

　　（1）选择合适的运动方式　选择低冲击性的运动，如游泳或骑自行车等，以减少对膝关节的压力。同时，应避免高冲击性和涉及扭转动作的运动，如球类运动、竞技类活动等，以减少潜在的伤害风险。

　　运动方式的选择应与自身病情可承受的运动强度、个人兴趣相匹配，因为这将有助于患友保持规律且持续的运动习惯。

　　（2）合理安排运动频次和运动强度　研究表明，每周进行150～300分钟的中等强度有氧运动将有助于改善身体机能。因此，建议每周进行4～5次，每次45分钟的中等强度锻炼。

小提示

　　研究表明，规律且适当的运动锻炼不仅不会伤害膝关节结构，甚至还可以改善早期阶段膝骨关节炎患友的关节软骨状态。

　　理想情况下，患友应与康复治疗师一起制订锻炼计划，患友应该遵循计划开展锻炼，其中运动强度和/或持续时间应逐步递增，以确保锻炼的安全性和有效性。

70 适合膝骨关节炎患友的运动有哪些？

适合膝骨关节炎患友的运动有游泳、水中有氧运动（水中步行、体操等）、骑功率自行车、步行、瑜伽、太极拳、力量训练和拉伸运动等。每种运动的优点和执行建议见表6-1。

表6-1　适合膝骨关节炎患友执行的运动方式及其优点和建议

运动方式	优点	执行建议
游泳	膝关节所承受的负担小，实现全身运动	选择水温适宜的游泳池，以防水温过低造成关节僵硬
水中有氧运动（水中步行、体操等）	提供均匀阻力，提高心肺功能	在专业人员指导下进行，确保动作准确、到位
骑功率自行车	强化肌肉力量而不会对膝关节造成过度冲击	调整座椅和脚踏的高度，确保膝关节不会过度伸展
步行	改善心血管健康，提高膝关节的灵活性	穿着舒适的鞋子，避免在不平坦的路面上行走，同时应适当休息
瑜伽	提高膝关节的灵活性和身体的平衡能力	避免做过度扭曲身体和强度过大的姿势，可选择专为膝骨关节炎患友设计的课程
太极拳	缓慢的动作有助于提高中枢神经对膝关节周围肌肉的控制能力	选择经验丰富的专业人员进行指导，注意呼吸与动作的协调
力量训练	增强支持关节的肌肉力量，减轻膝关节压力	采用轻重量、多次数的方式进行，避免用力过猛
拉伸运动	改善膝关节活动范围，防止肌肉僵硬	应温和地进行拉伸，避免过度用力，每个拉伸动作持续1分钟左右

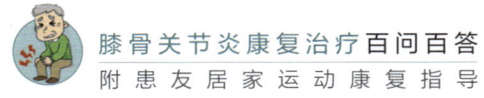

小提示

　　为了选择合适的运动方式，实现锻炼目的，患友们需进行相关准备。首先，深入了解每种运动对身体的作用；其次，充分了解自身的病情特点；最后，结合自身的病情严重程度、病程阶段、身体基础条件、个人喜好等来选择运动方式和安排运动强度、频次等。

71 膝骨关节炎患友进行运动锻炼的注意事项有哪些？

（1）选择适合的运动种类　膝骨关节炎患友应选择低冲击性、低风险的运动，如游泳、骑自行车、散步等。避免高冲击性和剧烈的运动，如跑步、跳跃等，以减轻膝关节的负担。

（2）循序渐进增加运动强度　应先进行低强度的运动，再逐渐增加运动强度和持续时间，并且要及时休息，让肌肉和关节得到充分的恢复。如果膝关节出现疼痛或不适，应立即停止运动。

（3）保持正确的运动姿势　在运动过程中要注意保持正确的动作姿势，避免过度弯曲或伸展膝关节，以及过度用力或突然增加运动量，以免引起膝关节疼痛和损伤。

（4）加强膝关节周围肌肉的力量　通过适当的力量训练和伸展运动来加强膝关节周围肌肉的力量，特别是大腿肌肉和髌韧带。强健的肌肉可以提供更好的支撑，增加膝关节的稳定性，减少膝关节的负担。

（5）选择合适的运动鞋　运动时穿着合适的运动鞋，可为膝关节提供足够的支撑力，并缓冲运动对膝关节的冲击，减少膝关节内部结构间的摩擦，从而保护膝关节免受损伤。

（6）定期评估膝关节状况　定期与医生或康复治疗师沟通，并接受膝关节状况评估。医生或康复治疗师会根据患友自身情况调整运动方案和康复治疗计划，并处理患友任何疼痛或不适的情况（图6-2）。

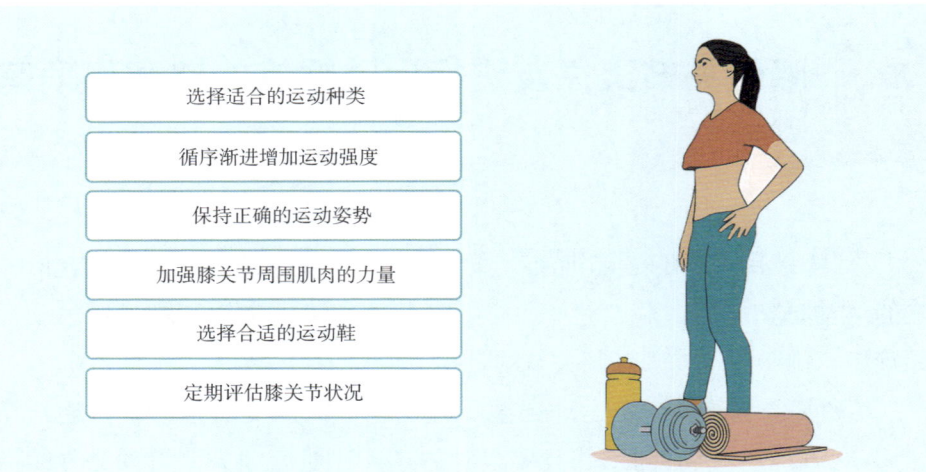

| |
| 选择适合的运动种类 |
| 循序渐进增加运动强度 |
| 保持正确的运动姿势 |
| 加强膝关节周围肌肉的力量 |
| 选择合适的运动鞋 |
| 定期评估膝关节状况 |

图6-2　膝骨关节炎患友进行运动锻炼时的注意事项

小提示

　　运动是良药，了解运动锻炼的注意事项对维护膝关节的健康至关重要。特别是喜爱球类运动的患友，若长期运动，更要树立定期检查膝关节的意识。另外，还要保持高度警惕，一旦运动过程中出现膝关节疼痛或原有疼痛加重的情况，要及时咨询专业人员或前往医院专科门诊就诊。

72 适用于膝骨关节炎的物理治疗方法有哪些?

物理治疗是康复治疗的主体,其涵盖的治疗手段丰富,分为两大类。一类是运动治疗,这包括患友的自主运动和医疗机构中的手法治疗及功能训练;另一类是物理因子治疗,简称"理疗",利用现代物理治疗设备,通过声、光、冷、热、电、磁等物理因子进行治疗(图6-3)。

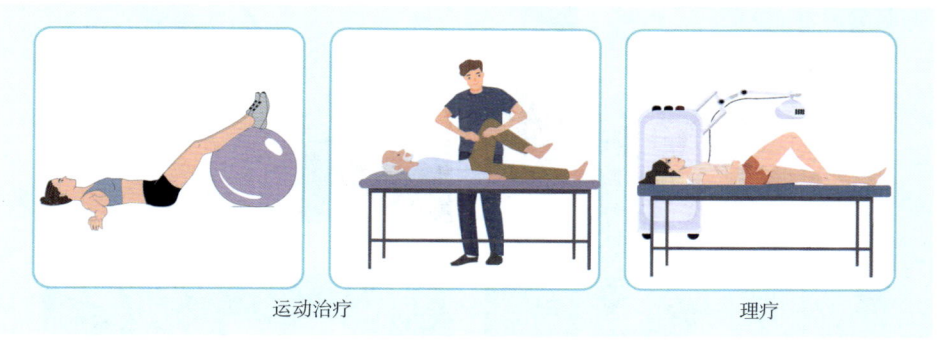

运动治疗　　　　　　　　　　　　　　　理疗

图6-3　适用于膝骨关节炎的物理治疗方法

物理治疗是一种**非药物的绿色治疗**,受广大患友欢迎,尤其是不愿口服药物或者没有手术适应证的中老年膝骨关节炎患友很乐意接受物理治疗。

小提示

物理治疗是非药物治疗方法,但如果选用的物理治疗手段不当,不仅疗效欠佳,甚至还可能加重病情。因此,在自身病情没有得到规范评估和明确诊断前,患友不要盲目选用物理治疗。另外,物理治疗也需按疗程进行规范治疗,这样膝骨关节炎才能得到持续缓解。

73 该选用何种理疗方法来缓解膝关节疼痛?

膝骨关节炎患友常用的理疗方法有热疗、冷疗、电疗、光疗、超声治疗、冲击波治疗等（图6-4）。这些理疗方法的应用方式、治疗目的及治疗注意事项见表6-2。

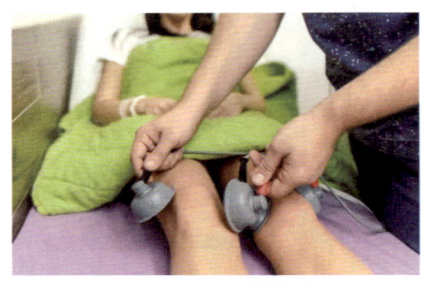
干扰电治疗膝骨关节炎

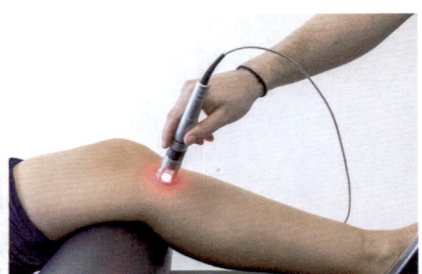
激光治疗膝骨关节炎

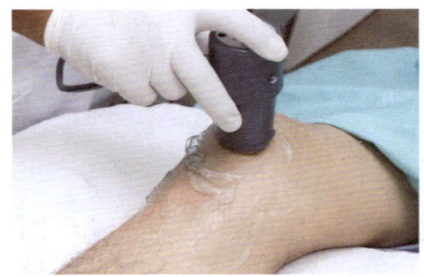
超声治疗膝骨关节炎

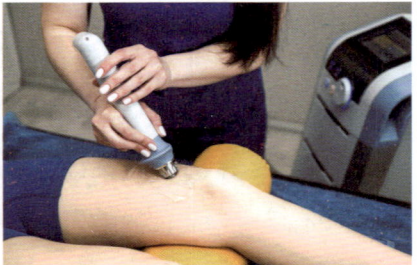
冲击波治疗膝骨关节炎

图6-4　膝骨关节炎患友常用的理疗方法

表6-2　膝骨关节炎患友常用的理疗方法及相关应用信息

常用理疗方法	应用方式	治疗目的	治疗注意事项
热疗	使用热水袋、热敷垫或红外线等进行治疗	改善疼痛部位的血液循环，缓解疼痛，放松肌肉	在炎症急性期应避免使用

常用理疗方法	应用方式	治疗目的	治疗注意事项
冷疗	使用冰袋、冷敷包、冷水浴或冷疗设备等实施治疗	减轻急性期炎症反应，缓解疼痛和肿胀	避免长时间直接敷于皮肤，以免冻伤
电疗	使用经皮电神经刺激或低频脉冲电疗设备等进行治疗	通过电刺激缓解疼痛，促进肌肉放松	装有心脏起搏器的患友和在皮肤破损区域应避免使用
光疗	通常使用低水平激光（LLLT）或红外线光进行治疗	缓解膝关节疼痛，减轻炎症反应，并改善膝关节功能	治疗过程中，请勿直视治疗光源，以防损伤眼睛
超声治疗	通过超声波治疗设备产生的振动、热效应等实施治疗	促进深层组织的血液循环，加速修复过程	避免用于肿瘤区域、孕妇的腹部和脊柱区域
冲击波治疗	通过冲击波治疗设备产生的高能声波等对病变组织实施治疗	促进组织修复，缓解疼痛，改善微循环	避免在胸腔和有血液循环障碍的区域使用

小提示

　　每种理疗方法都有其适应证和最佳的介入治疗时机。患友在接受理疗之前，应由康复医疗专业人员进行评估，以选择最适合自身状况的理疗方法。另外，对于病情复杂或病情严重的患友，这些理疗方法通常与药物治疗和居家康复治疗结合使用，才能获得最佳的治疗效果。需要居家进行康复治疗的患友，在购买居家理疗设备前一定要先咨询康复医疗专业人员的意见，切忌盲目购买。

74 "神灯"能用来治疗膝骨关节炎吗？

红外线治疗灯，俗称"神灯"（图6-5），其治疗的本质是红外线疗法。红外线是一种常用的物理因子，被广泛用于治疗颈肩腰腿痛疾病，当然也包括膝骨关节炎。作为便携式居家理疗设备，"神灯"备受中老年患友的欢迎。

红外线疗法的原理是，红外线穿透皮肤后被身体吸收并转化为热能，从而引起被照射组织局部温度升高，起到促进血液循环、缓解局部肿痛、加速受损组织修复的作用。

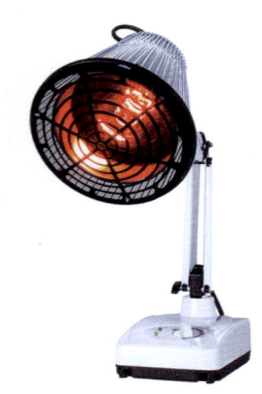

图6-5 红外线治疗灯
（俗称"神灯"）

对于处于慢性稳定期病情阶段的膝骨关节炎患友来说，"神灯"可以产生减轻炎症和疼痛的效果，是辅助康复治疗的手段之一。对于处于急性病程阶段的膝骨关节炎患友来说，"神灯"可能会加重膝关节的肿痛症状，引起膝关节功能障碍，因此不宜使用。

小提示

无论何种理疗设备，都有其最适应的疾病和最佳的介入治疗时机。即便同一种设备，也需要根据患友不同的病情阶段进行个体化的康复治疗方案调整。

红外线疗法并非适用于所有膝骨关节炎患友，尤其是对于急性疼痛期的患友来说，因为局部温度升高会加重炎症反应，出现越烤越痛的情况。"神灯"虽好，但并不是万能的，最好在专业人员的指导下使用。

另外，缓解膝关节疼痛的理疗方法还包括电疗、超声治疗等，在进行理疗前应先咨询康复医疗专业人员，以为自己的病情匹配最佳的理疗方案。

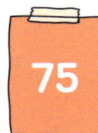
75 膝骨关节炎患友使用的镇痛药物有哪些?

（1）非甾体抗炎药（nonsteroidal anti-inflammatory drug,
NSAID） 常见药物有塞来昔布、双氯芬酸钠、洛索洛芬钠、对乙酰氨
基酚。非甾体抗炎药有消炎、止痛、减轻关节肿胀的作用，但应用期间
需注意胃肠道反应，长期服用有发生消化道出血及溃疡的风险。

（2）膳食补充剂 诊疗指南中其临床疗效有争议，但是在现实中，
常常有医生推荐用于膝骨关节炎的辅助治疗。

（3）抗焦虑药 除具有抗焦虑作用外，对长期持续性疼痛的患友，
尤其是对非甾体抗炎药不敏感的患友来说，该类药有较好的止痛效果。

（4）阿片类药物 镇痛作用强大，但成瘾性高，因此临床上需谨慎
使用。

小提示

患友使用药物时切勿擅自决定，不可仅凭自身过往经验用药，
应听从专科医生的建议。尤其对于中老年患友而言，由于身体机能
发生退化，甚至部分中老年患友可能还伴随多种基础疾病，因此更
要注意用药安全。服药后若出现身体不适，应及时联系主诊医生进
行处理，并调整治疗方案。

76 补钙对膝骨关节炎有用吗？

关于补钙对膝骨关节炎的效果，存在一定争议。

膝骨关节炎主要由关节软骨的退化引起，钙是维持骨骼健康所必需的营养素之一，有助于维持骨骼的强度。因此，一些研究认为适量补钙可能有助于减缓关节软骨的退化和减轻膝骨关节炎的症状。然而，另一些研究认为，补钙对于膝骨关节炎没有明确的治疗效果。

膝骨关节炎并不仅仅由骨质疏松或钙缺乏引起，它是一种复杂的疾病，其发生与多种因素有关，如关节软骨损伤、炎症反应等。因此，**补钙可能对部分患友有帮助，特别是存在骨质疏松或钙缺乏的患友**。另外，补钙并不是膝骨关节炎的主要治疗方法，膝骨关节炎更重要的是通过消炎镇痛药物的合理使用、物理治疗的实施及适当的运动锻炼等来减轻症状，控制疾病进展。

小提示

钙对骨骼有益，但由于病情的个体化特点，补钙也要因人而异。患友在补钙之前，最好咨询医生的建议，并进行个体化的病情评估，从而选择合适的治疗方案。切记，"无评估，不治疗"，先了解问题的本质，再采取有针对性的治疗措施，避免盲目补钙带来的风险。

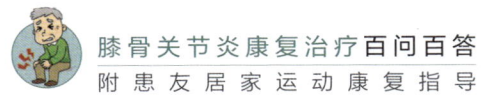

77 抗焦虑药能用来治疗膝骨关节炎吗？

临床发现，慢性疼痛常与焦虑、抑郁并存，**情绪改善有助于缓解慢性疼痛**。伴有焦虑的患友，其膝关节的疼痛也更顽固，因此传统的消炎镇痛药的作用有限。

对于顽固性疼痛的膝骨关节炎患友来说，采用联合抗焦虑药的综合治疗方案，不仅有助于控制焦虑情绪，还有助于缓解顽固性疼痛，所以临床上医生会给部分伴有情绪障碍的患友开具抗焦虑药，如度洛西汀，除了抗焦虑，该药还具有直接的中枢镇痛作用。

小提示

如果患友感知自己因慢性疼痛而陷入焦虑和抑郁的情绪中，请主动联系主诊医生或前往心理门诊进行治疗。在服用抗焦虑药时，注意服药的长期性，切勿擅自停药，以免症状反弹。同时也要定期复诊，以便医生评估药效，监测可能产生的副作用，并根据情况及时调整治疗策略，从而保证治疗的安全性和有效性。

78 抗生素能治疗膝骨关节炎吗？

　　提出这个问题的患友往往混淆了膝骨关节炎的炎症和由细菌感染引起的炎症。患友一般所说的炎症，通常由细菌感染所致，如肺炎、肠炎、皮肤感染等，这些炎症需要用具有抗细菌作用的消炎药来治疗。而膝骨关节炎是一种因膝关节退变而诱发的免疫反应异常的无菌性炎症，与细菌感染无直接关联（图6-6）。由于这两种炎症的发病机制完全不同，治疗措施也各异。

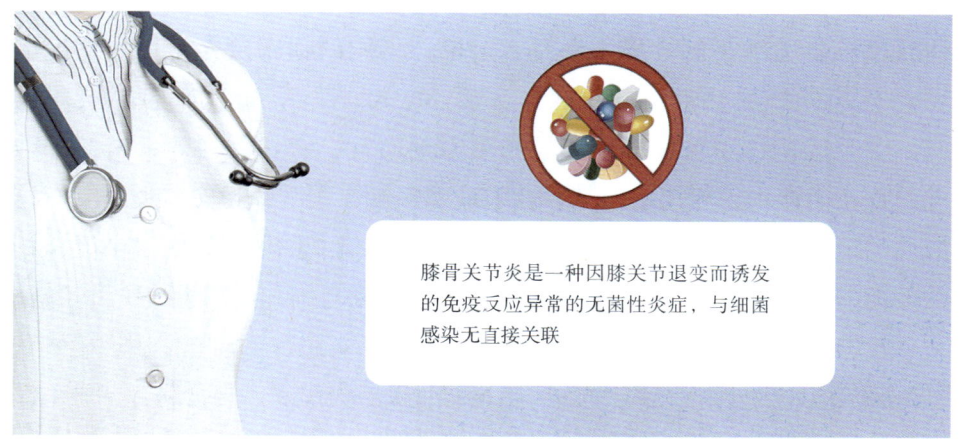

膝骨关节炎是一种因膝关节退变而诱发的免疫反应异常的无菌性炎症，与细菌感染无直接关联

图6-6　膝骨关节炎与细菌感染无直接关联

　　对于单纯因退变引起的膝骨关节炎，使用抗生素治疗非但无效，长期滥用还可能引发药物副作用，甚至产生耐药。医生在针对退行性膝骨关节炎的治疗中，通常不会开具抗生素。患友不要盲目听从非专业人士的建议，擅自使用抗生素治疗膝骨关节炎，以免贻误病情或造成不必要的健康损害。

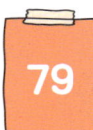

79 膝关节腔内注射玻璃酸钠有效吗?

玻璃酸钠,也被称为透明质酸钠,是关节滑液和软骨基质的重要成分。注入关节腔内的玻璃酸钠,可起到润滑关节、提供营养、保护软骨、抑制炎症、缓解疼痛的作用(图6-7)。

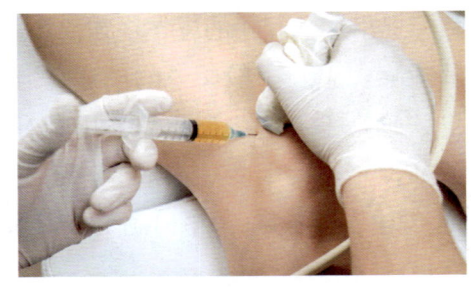

图6-7 玻璃酸钠注射治疗

关节腔内注射玻璃酸钠治疗症状性膝骨关节炎的效果一直没有定论,不同的临床研究得出的结论不同,荟萃分析的结果也不一致。大样本、双盲、高质量试验的数据表明,关节腔内注射玻璃酸钠相较于安慰剂而言,有轻微的效果。部分国外诊疗指南认为,相比安慰剂,注射玻璃酸钠在缓解膝骨关节炎患友疼痛方面的证据不足。我国诊疗指南认为,注射玻璃酸钠可缓解轻、中度膝骨关节炎患友的关节疼痛,有助于改善膝关节活动范围和提高生活质量。

我们团队在临床上,对于轻、中度膝骨关节炎患友,常规使用玻璃酸钠进行膝关节腔内注射治疗,而对于重度膝骨关节炎患友,则会联合富血小板血浆进行注射。这一综合治疗方案在大部分患友中均展现出了较好的疗效。

小提示

对于某些膝骨关节炎患友而言,注射玻璃酸钠可以缓解关节疼痛,改善关节活动范围。但效果因人而异。关节腔内注射玻璃酸钠时,最好在超声引导下进行,这样可以避免因注射不精准造成的疗效不佳和避免反复穿刺带来的不良治疗体验。

80　富血小板血浆（PRP）对膝骨关节炎有什么作用?

富血小板血浆（platelet-rich plasma，PRP）注射治疗是一种新兴的再生医学疗法。其原料来自患友自身血液，通过外周静脉抽取10～30毫升静脉血，并利用离心设备分离出富含血小板的血浆成分，再将这部分血浆注射至患友病变膝关节中实施治疗（图6-8）。

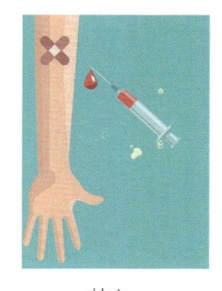
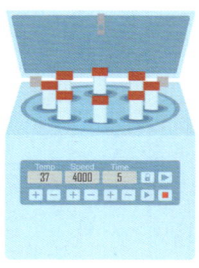
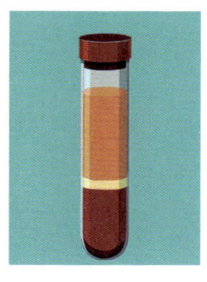
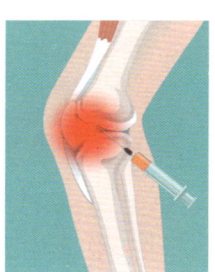

抽血　　　　　　　离心　　　　获取富含血小板的血浆　　　注射到患处

图6-8　PRP治疗膝骨关节炎的流程

PRP中含有多种生长因子，具有**调控关节炎症、修复损伤组织、促进组织愈合**的效果，非常适合退行性膝骨关节炎患友。另外，PRP取之于患友、用之于患友，可以有效避免异体生物因子排斥及交叉感染的风险。PRP注射治疗是一种非药物、安全、有效的绿色疗法。

小提示

国外诊疗指南指出，关节腔内注射PRP相比传统的激素和玻璃酸钠治疗，展现出更好的疗效和更长的作用时间。PRP注射治疗不

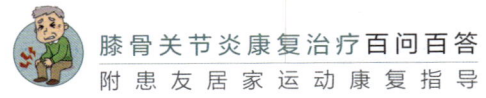
仅可以单独应用于轻、中度膝骨关节炎患友，还可以在其他康复治疗手段无效时作为选择，或与其他干预措施联合使用。

另外，膝骨关节炎为慢性退行性疾病，PRP注射治疗应按疗程规范进行，以确保最佳效果。除注射治疗外，有针对性地进行理疗和运动治疗对于病情的控制也至关重要。

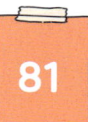

81 PRP注射治疗后的注意事项有哪些?

接受PRP注射治疗的膝骨关节炎患友,需要注意以下事项:

1)在接受PRP注射治疗后,主诊医生通常会提供运动指导,包括何时开始运动和日常锻炼,患友可在指导下循序渐进地恢复各项活动,同时应避免高冲击性运动,如跑步、跳跃等,以免对治疗中的膝关节造成额外负担。

2)良好的休息对于保证治疗效果和加快康复进程非常重要。治疗后的数天内,应适当降低活动强度,为膝关节的恢复提供充足的时间。

3)患友应积极配合主诊医生,跟踪并反馈膝关节症状的变化情况,这对于评估疗效和调整恢复计划尤为重要。任何疼痛、肿胀或不适等都应引起注意,并及时与医生沟通。

4)物理治疗,尤其是力量训练和柔韧性练习等,是提高膝关节稳定性和功能的关键环节,可以在合适时间点进行相关物理治疗,以促进膝关节的恢复。

5)控制体重以减轻膝关节负担、预防症状恶化。穿着合适的鞋子和使用缓冲垫或特殊的鞋垫等,为膝关节提供额外的保护。合理饮食,保持积极的生活方式,避免吸烟和饮酒,对于改善膝关节整体健康、促进康复及提高生活质量都有重要意义(图6-9)。

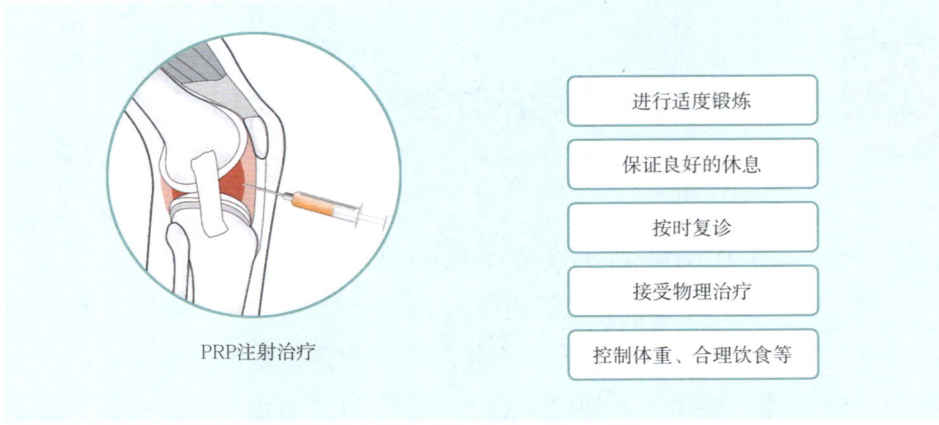

图6-9　PRP注射治疗后的注意事项

小提示

　　PRP注射治疗后应遵循医嘱并和主诊医生保持密切沟通。PRP注射治疗属于非化学药物的再生疗法，其效果可能在部分患友身上需要一定时间才能体现，因此长期症状的改善需要患友保持耐心。同时，PRP注射治疗也需按疗程定期重复进行，在治疗过程中，患友应保持轻松平和的心态。

　　PRP注射治疗仅是膝骨关节炎综合治疗方法之一，良好的日常习惯和行为管理对于膝关节的恢复同样起到重要作用。

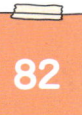

82 增生疗法可以用来治疗膝骨关节炎吗?

增生疗法一般是采用浓度介于10%~25%的高渗葡萄糖溶液在病变组织处实施注射,注射到软组织(如韧带和肌腱)的高渗葡萄糖溶液可以引发局部炎症反应,进而激发自体修复过程(图6-10)。针对膝骨关节炎,**增生疗法通常用于治疗膝关节周围老化、退变的韧带**。相比之下,在膝关节腔内应用增生疗法的案例较少,但已有文献研究探讨了在关节腔内注射高渗葡萄糖溶液的安全性和有效性。

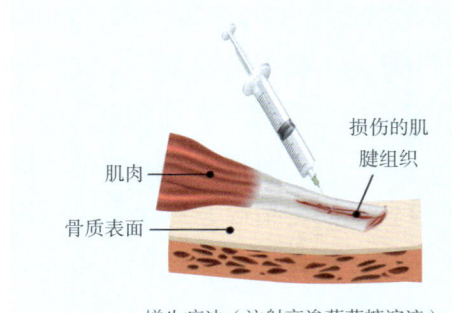

肌肉
骨质表面
损伤的肌腱组织

增生疗法(注射高渗葡萄糖溶液)

> 增生疗法一般是采用浓度介于10%~25%的高渗葡萄糖溶液在病变组织处实施注射,注射到软组织(如韧带和肌腱)的高渗葡萄糖溶液可以引发局部炎症反应,进而激发自体修复过程

图6-10 增生疗法

小提示

增生疗法花费少、疗效显著,可根据病情严重程度按疗程进行治疗。疗程内患友需遵医嘱进行渐进性综合康复,以让疗效最大化。超声引导下的精准定位注射是疗效的保证。

83 什么情况下要考虑手术治疗膝骨关节炎？

手术治疗通常被视为最后的选择，在**其他非手术治疗方法无效**或者**病情严重时**考虑。手术治疗可以清除关节腔内的异物，重塑下肢力线和调整畸形的关节结构，具有缓解疼痛，消除异响、卡顿和稳定关节的作用。

膝骨关节炎常见的手术方式包括截骨术、单室关节成形术和关节置换术（图6-11）。选择哪种手术方式，主要取决于膝关节的损伤情况，如损伤的位置、程度及是否涉及膝关节的多个部分。具体来说，膝关节由3个主要区域组成：内侧（膝盖的内侧）、外侧（膝盖的外侧）和髌股区（即髌骨和股骨接触的区域）。如果只有1个区域出现问题，即为"单室病变"；如果涉及2个区域，则是"两室病变"；如果膝关节的3个区域都受到影响，就是"三室病变"。根据这些不同的情况，医生会选择最合适的手术方案。

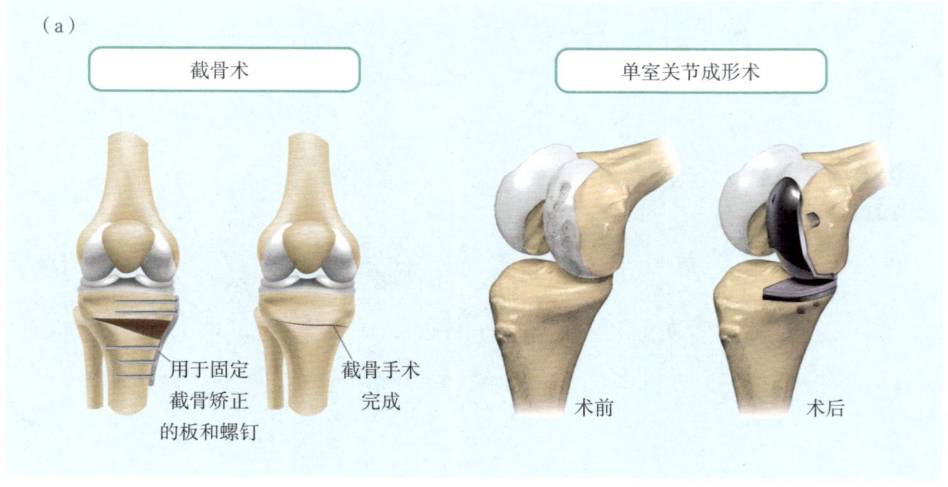

（a）

截骨术　　　　　　　　　单室关节成形术

用于固定截骨矫正的板和螺钉　　截骨手术完成　　　术前　　　术后

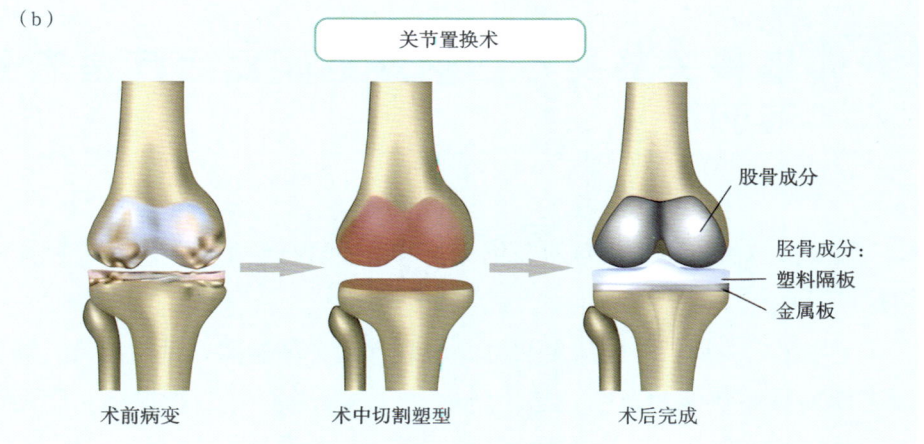

（b）

关节置换术

术前病变　　　　术中切割塑型　　　　术后完成

股骨成分

胫骨成分：
塑料隔板
金属板

图6-11　膝骨关节炎常见的手术方式

小提示

　　有些患友谈手术而色变，认为"原装"膝盖才是最好的，因此会不顾自身病情的严重程度一味拒绝手术，导致膝关节肿痛和畸形的症状持续加重，以致最后不得不接受创伤更大、花费更高的手术方式。

　　膝骨关节炎是退行性疾病，与老化、退变有关，手术治疗也不是一劳永逸的。术后患友通常需要接受规范的康复治疗，以改善关节周围肌肉的力量，促进膝关节功能的恢复；同时，规律锻炼、改变生活中的不良习惯对于维持膝关节功能的正常也是十分必要的。

　　面对疾病，选择合适的治疗方式，并尽早接受规范的治疗，可更好、更快地康复。

84 膝骨关节炎术后的规范康复治疗是怎么样的？

　　膝骨关节炎术后的规范康复治疗需分阶段进行，每个阶段都有相应的目标和预期疗效。

　　术后第1~2周，主要康复目标是**减轻术后关节肿痛，预防感染，循序渐进增加膝关节活动范围**。这个时期，在康复治疗师的指导下，患友需进行低强度的床上和床旁活动，如膝关节屈伸、非负重下肢活动等。

　　术后第3~6周，关节肿痛减轻，康复治疗目标着重于**进一步增加膝关节活动范围和肌肉力量，逐渐增加站立和行走的时间**。运动康复内容包括辅助行走、力量训练和关节灵活性练习。大多数患友在这一阶段开始恢复日常活动，但仍有部分患友还需要在辅助下完成日常活动。

　　术后第7~12周，在恢复部分日常活动的前提下，此阶段康复目标是**进一步增强膝关节周围肌群的力量、耐力和协调性**。患友的训练难度和强度需要增加，如进行单脚站立、上下台阶等康复训练。经过这一阶段，大多数患友能够摆脱辅助工具，开始独自完成更多的日常活动。

　　术后第12周以后，康复目标是**全面恢复膝关节功能，回归正常生活及工作**。患友将逐步参与高强度运动，如快步走、游泳和其他非冲击性运动等。这个阶段的最终目标是让大多数患友恢复日常生活和适度运动（图6-12）。

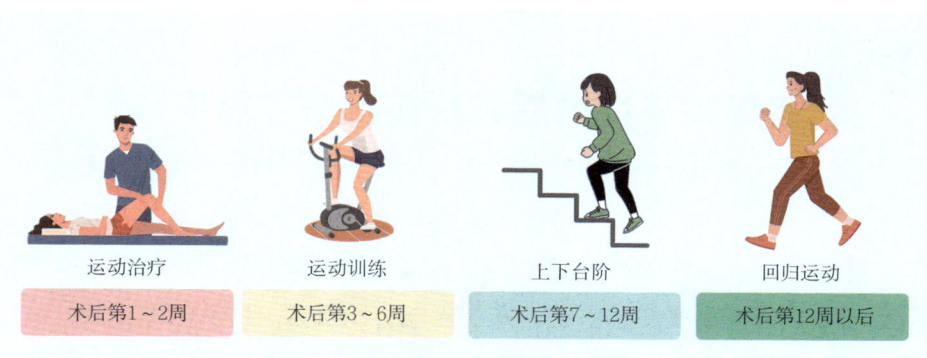

| 运动治疗 | 运动训练 | 上下台阶 | 回归运动 |
| 术后第1~2周 | 术后第3~6周 | 术后第7~12周 | 术后第12周以后 |

图6-12　膝骨关节炎术后的规范康复治疗

小提示

康复时间线和康复效果因人而异。康复进程受个人病情严重程度、年龄、健康状况、手术类型等多种因素影响。康复过程中非常重要的一点是，积极与医生和康复治疗师沟通，反馈治疗感受及功能恢复情况，以便获得最适合的康复治疗计划。

术后康复治疗要循序渐进，不能一蹴而就。

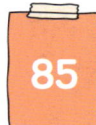
85 **膝骨关节炎术后康复有哪些注意事项?**

遵守术后康复注意事项对保证手术成功率和助力快速康复至关重要。患友应了解如下康复注意事项,并积极配合康复医疗团队的专业指导。

(1)遵循医嘱　遵循骨科医生和康复医疗团队的治疗建议,包括关于药物使用、休息、运动康复及居家锻炼等方面的建议。

(2)规范管理疼痛　在医生指导下合理使用消炎镇痛药,以控制术后疼痛。这不仅有助于提高身体的舒适度,改善睡眠状况,还能预防因疼痛引起的抑郁和烦躁情绪,从而更好地参与康复训练。

(3)保持创面干洁　根据医生的建议,保持手术切口干燥、清洁,避免伤口沾水以降低感染的风险。

(4)使用辅助工具　在康复治疗师的指导下,学习并使用助行工具(如拐杖、助行器等)以让膝关节获得额外的支持,减轻术后膝关节的负担。

(5)配合物理治疗　配合康复医疗团队,积极参与物理治疗,以加速恢复手术关节的灵活性和力量,为早日回归家庭和正常生活奠定基础。

(6)逐渐增加活动量　按照医生和治疗师的建议,逐渐增加日常活动量,避免进行剧烈活动。同时,应认识到适度活动对于康复过程的重要性。

(7)重视体重管理　维持健康的体重,以减轻膝关节的负担,有助于保持长期、稳定的手术效果。

(8)戒烟和限酒　戒烟和限制酒精类饮料摄入,以促进膝关节的康复,减少并发症的发生(图6-13)。

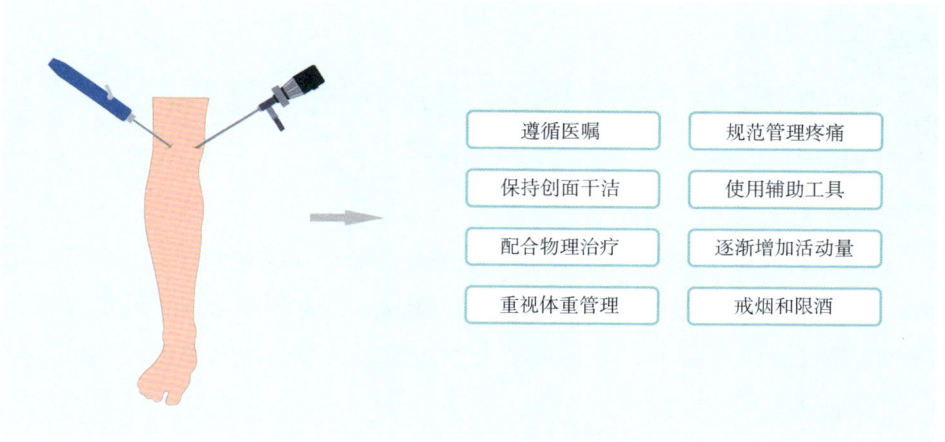

遵循医嘱	规范管理疼痛
保持创面干洁	使用辅助工具
配合物理治疗	逐渐增加活动量
重视体重管理	戒烟和限酒

图6-13　膝骨关节炎术后康复的注意事项

小提示

　　术后康复效果受多方面因素影响，因此要注重全面管理，包括医疗和生活要素的综合干预。本项所提建议具有普适性，具体的注意事项和康复治疗计划会根据患友的个体情况和手术类型的不同进行制订。另外，在康复过程中要坚持定期复诊和复查，以确保康复进程的顺利，能及时发现和处理潜在的问题。

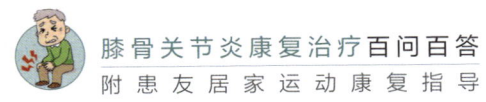
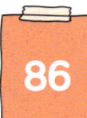

86 膝骨关节炎的中医治疗方法有哪些?

中医学为膝骨关节炎提供了多种治疗方法,包括中草药、针刺、艾灸、推拿等。中医治疗方法通过调整体内的阴阳平衡,促进气血流通,进而达到缓解关节肿痛,减轻关节炎症,恢复关节运动功能的疗效。

以下是常见的中医治疗方法:

(1)中草药治疗 中医医生会根据患友的具体症状和体质开具中草药方剂。一些具有活血化瘀、温经通络、消肿止痛等功效的中草药常被选用。中草药治疗确需一定周期,并通常需要在一段时间内坚持使用,才能达到最佳疗效。

(2)针刺治疗 针刺是一种通过在特定穴位插入细针来调整体内气血流动的传统治疗方法。对于膝骨关节炎,针刺可以帮助缓解疼痛,改善膝关节的灵活性,并促进局部的血液循环。

(3)艾灸治疗 艾灸是一种利用艾叶或压缩艾条燃烧产生的热力来刺激穴位的治疗方法。它被认为能够温经通络、活血化瘀,有助于缓解关节炎的症状。艾灸通常与针刺结合使用,以增强治疗效果。

(4)推拿治疗 推拿是一种结合按摩和推压手法的治疗,通过刺激穴位和局部组织,调节气血流动,增加关节的灵活性。推拿也可以用于缓解肌肉紧张和改善血液循环(图6-14)。

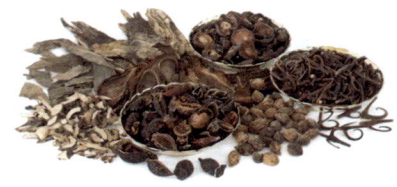

中草药治疗

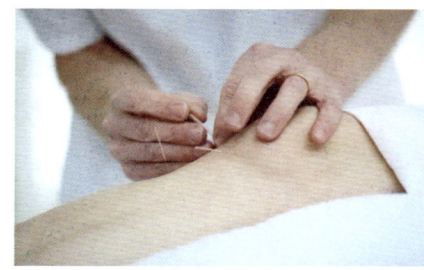

针刺治疗

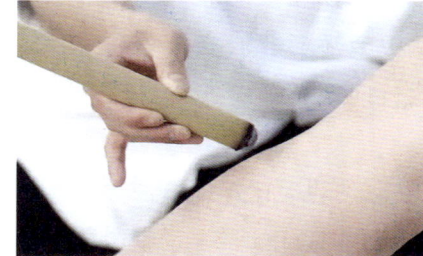

艾灸治疗

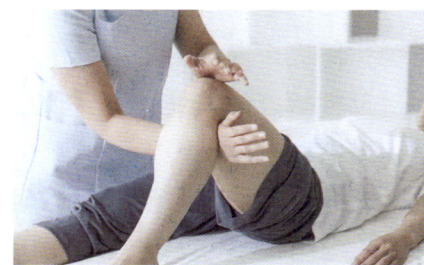

推拿治疗

图6-14 膝骨关节炎的中医治疗方法

小提示

　　这些中医治疗方法的具体效果因人而异，主要取决于患友的个体差异和病情严重程度。对于一些患友，尤其是对于中、重度膝骨关节炎患友来说，可能效果有限。在选择中医治疗方法时，建议在专业中医医生的指导下进行，并在整个治疗过程中与西医医生协同合作，以确保综合治疗的有效性和安全性。

87 护具对膝骨关节炎患友有帮助吗？

提起护具，大家最先想到的可能是"护膝"，其实普通的护膝对于膝骨关节炎的治疗作用非常有限，尤其是对于存在膝关节力线异常的患友而言，护膝更多发挥的是保暖作用。**膝关节矫形器或支具才是一种可以作为辅助性治疗的工具。**科学研究表明，使用矫形器或支具有助于减轻症状、提供支持和提高关节稳定性。

以下是膝骨关节炎患友使用矫形器或支具的潜在好处：

（1）提高膝关节稳定性　矫形器或支具可以给予膝关节额外的稳定，有助于防止膝关节过度活动，进而减轻膝关节负担，缓解疼痛症状。

（2）调整膝关节力线　部分矫形器设计旨在调整膝关节的自然力线，优化膝关节的对齐状态，减轻炎症和疼痛。

（3）支持日常活动　在进行运动或日常活动时，佩戴矫形器或支具可以给予膝关节额外的支持，增强活动时的自信心和安全性。

（4）辅助康复锻炼　患友在康复过程中使用矫形器或支具，有助于更好地进行康复锻炼（图6-15）。

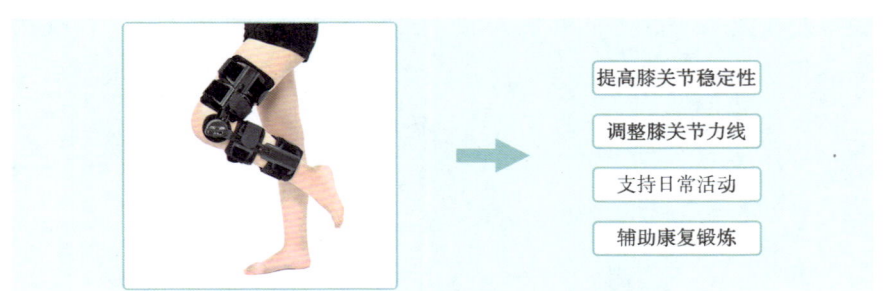

提高膝关节稳定性

调整膝关节力线

支持日常活动

辅助康复锻炼

图6-15　膝骨关节炎患友使用矫形器或支具的潜在好处

需要提醒的是，矫形器或支具并非适用于所有膝骨关节炎患友。在考虑使用这些辅助器具时，患友应先咨询医生或康复医疗专业人员。

88 膝骨关节炎的康复治疗误区有哪些？

患友在膝骨关节炎的康复治疗过程中常常存在一些认识误区，这些误区不仅影响患友的治疗效果，还会让患友多走弯路。在此，我们将介绍一些常见的康复治疗误区，并提供正确的理解和建议，以帮助患友更好地应对康复挑战。

（1）误区一　治好膝骨关节炎只能靠药物　在治疗膝骨关节炎时，药物在控制炎症、减轻疼痛方面扮演了举足轻重的角色，但单靠药物无法实现长期、全面康复的目的。

正确理解：药物治疗虽能够显著减轻症状，帮助患友减少痛苦，但其无法解决膝关节结构和功能障碍的问题，达到长期康复的目标。因此，药物治疗应被视为康复治疗方案中的一环。在康复治疗过程中，它应与物理治疗、营养与心理治疗等其他康复治疗措施紧密结合，形成综合性的康复治疗方案，共同促进患友的全面康复。

（2）误区二　运动会加重膝关节磨损和加速膝关节退变　运动会加重膝关节磨损和加速膝关节退变是一个普遍存在的误区，这常常导致患友倾向于避免任何形式的体育活动，甚至减少日常活动量。尽管这种观念的出发点是保护膝关节，但实际上却可能产生反效果，因为它忽视了运动在关节健康维护中的核心作用。

正确理解：合适的运动可以促进膝关节的血液循环和营养供应，延缓疾病进展。要破除"运动会加重病情"的误区，关键在于正确理解并践行"适度、适量、个性化"的运动原则。运动要在专业物理治疗师的指导下进行，专业的物理治疗师会根据患友的年龄、身体状况、疾病阶段及个人喜好，制订一套科学合理的运动方案，帮助患友实现增强肌力，减轻膝关节负担，提高膝关节稳定性的目的。

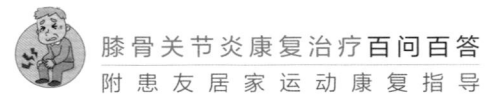
（3）误区三　手术是唯一的解决办法　对关节结构严重受损、疼痛剧烈且持续影响日常生活的膝骨关节炎患友而言，手术确实是必要的治疗手段，但这并不意味着它是所有患友的唯一治疗方案。

正确理解：手术应当被视为一种"终极手段"，仅在非手术治疗方法已充分尝试且效果不彰，或患友病情已严重到显著影响日常生活质量，甚至威胁到身体其他系统的健康时，才作为最后的选择进行考虑。在此过程中，患友应与医生充分沟通、共同决策，以确保治疗方案的最优化。

PART 7

第七篇
膝骨关节炎的
自我管理和预防

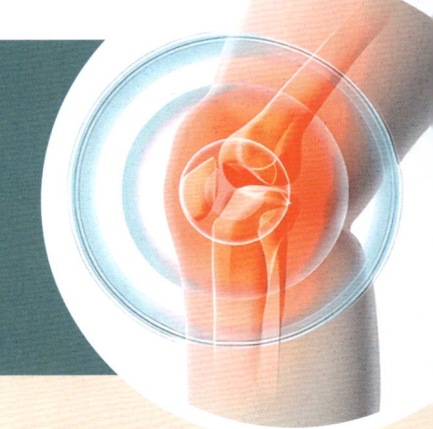

　　在医疗干预之外，膝骨关节炎的自我管理和预防对于减轻症状、延缓疾病进展及提高生活质量有着极为重要的作用。通过合理的锻炼、生活方式的调整、关节保护意识的增强等多方面的自我管理手段，患友在一定程度上能掌控自身病情，减少疼痛发作频率，增强关节功能。而对于尚未患上膝骨关节炎的人群，了解并践行有效的预防措施，如控制体重、避免过度劳损等，能够显著降低膝骨关节炎的发病风险，为关节健康保驾护航。

89 女性如何预防膝骨关节炎？

女性是膝骨关节炎的高发人群，以下措施可以帮助女性预防该疾病：

（1）**进行适当运动，避免不当运动** 适当进行股四头肌静力收缩运动、直腿抬高运动和靠墙静蹲练习。这些运动可以增加大腿肌群的力量，从而为膝关节提供坚实的保护。平时较少运动者，则可以从游泳、核心肌群训练等非负重运动开始，慢慢过渡到负重运动。同时，要注意少做损伤膝关节的运动，如深蹲、爬山等。

（2）**长期控制体重** 体重过重会对膝关节形成直接的压力，在上下楼梯或者下蹲、站起时膝关节更是承受体重成倍的负荷。长期维持良好的体重可减缓膝关节的老化速度。

（3）**健康饮食，搭配均衡** 建议低油、低脂、低热量饮食，多吃水果、蔬菜，控制主食摄入量。50岁以后，随着肠胃功能、转化功能的下降，人体对钙质的吸收能力下降，因此应特别注重补钙，可多吃奶制品、豆制品、海产品等富含钙质的食物。

（4）**重视膝关节保暖** 膝关节位置表浅，易受外界环境影响，应特别注意其保暖，避免长时间暴露于寒冷、潮湿的环境中。另外，在追求时尚的同时，也应重视膝关节的保暖，不要有了"风度"，丢了"温度"（图7-1）。

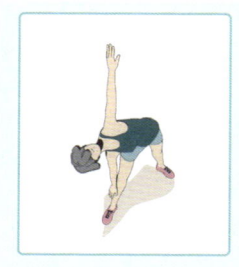
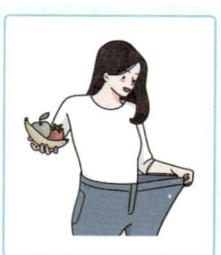
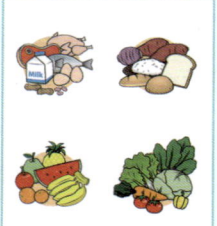
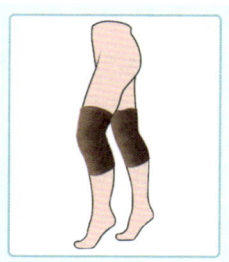

适当运动　　　　长期控制体重　　　健康饮食，搭配均衡　　重视膝关节保暖

图7-1 女性预防膝骨关节炎的措施

90 吃氨糖可以预防膝骨关节炎吗?

关节炎患友常提及的"氨糖"全称为"氨基葡萄糖",它是关节软骨中合成蛋白聚糖的重要成分之一。但目前临床上使用氨基葡萄糖促进膝关节健康和预防膝骨关节炎的证据并不明确,疗效不确定。仅部分轻度或中度关节软骨磨损的膝骨关节炎患友补充氨糖后可以缓解膝痛和改善膝关节功能,对于重度软骨磨损的膝骨关节炎患友则疗效不明显。

临床两种常用的氨基葡萄糖对比见表7-1。

表7-1 临床常用氨基葡萄糖的对比

比较项目	硫酸氨基葡萄糖	盐酸氨基葡萄糖
稳定性	需要氯化钠作为稳定剂,因此其有效剂量含盐量高,稳定性差,保存时需注意防潮	纯度及稳定性较高,阴凉处保存即可,无其他特殊要求
胃肠道反应	相对较小	含有氯离子,会刺激胃肠道,引起恶心、呕吐、腹胀等胃肠道反应
致敏性	均有致敏性。氨基葡萄糖主要从虾、蟹和其他海洋甲壳类生物中提取,因此对海鲜过敏及罹患哮喘的患友应谨慎使用氨基葡萄糖	
使用事项	需要限制钠盐摄入的高血压和肾脏疾病患友不推荐使用硫酸氨基葡萄糖	胃肠道不能耐受盐酸氨基葡萄糖的患友可以酌情选用硫酸氨基葡萄糖

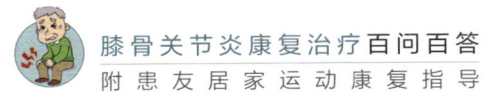

小提示

　　患友应在医生指导下服用药物，使用氨基葡萄糖时，应注意每日补充量要达到推荐标准，即成年人每日应补充1 500～2 000毫克。持续服用3个月后，若膝关节症状无明显改善者无须继续服药。另外，应通过正规渠道购买氨基葡萄糖，可选择含"骨胶原、透明质酸、姜黄素"等复合成分的产品。

91 运动有助于预防膝骨关节炎吗？

　　科学的运动锻炼有助于改善膝关节功能，提高生活质量。正确的运动姿势可以增强大腿肌肉力量，尤其是股四头肌的力量，从而能更有效地保护膝关节。但不当运动导致的积累性劳损则是诱发膝骨关节炎的重要危险因素之一，**如超负荷负重、频繁深蹲和上下楼梯、长跑、爬山及跪坐等，均是导致膝关节积累性劳损的常见原因**。因此，应避免长期从事涉及这些动作的职业或频繁进行此类活动，以保护膝关节健康。

　　研究表明，与规律运动人群相比，久坐人群罹患膝骨关节炎的风险更高（图7-2）。膝关节软骨主要依赖关节液提供营养，适度、规律的膝关节运动有助于将关节液挤入膝关节软骨中，从而实现对膝关节软骨持续的营养供应。

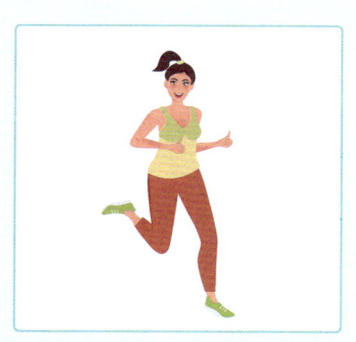
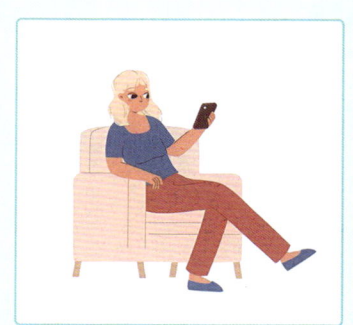

科学的运动锻炼有助于改善膝关节功能　　　久坐人群罹患膝骨关节炎的风险更高

图7-2　运动有助于预防膝骨关节炎

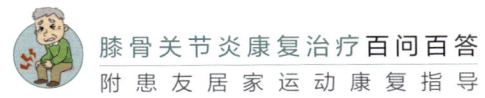
小提示

　　运动时，要选择合适的运动场地和运动器材，遵循无痛和不过度的原则，适度运动，并做好热身和放松拉伸。可选择游泳、骑自行车、散步等活动，运动量以身体微出汗为度。运动时如感到膝关节疼痛不适或疼痛加重，以及出现过度疲劳的迹象，应立即停止运动。处于病情急性期时，应尽量避免活动，而处于缓解期者，则可在医生指导下循序渐进进行关节活动，以逐步加强膝关节周围肌肉的力量，促进康复。

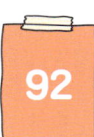

92 控制体重对膝关节有哪些好处？

正常体重人群的膝骨关节炎患病率为10%～15%，而肥胖人群（BMI≥28千克/米^2）这一患病率可能会升高至30%，甚至更高。数据统计显示，体重每增加4.5千克，膝骨关节炎的患病率就上升40%，超重后，体重每增加0.45千克，膝关节表面软骨所承受的负荷就增加3～6倍（图7-3）。此外，肥胖人群易合并糖尿病、高脂血症等代谢性疾病，导致膝关节内环境紊乱，间接促进膝骨关节炎的发生、发展。

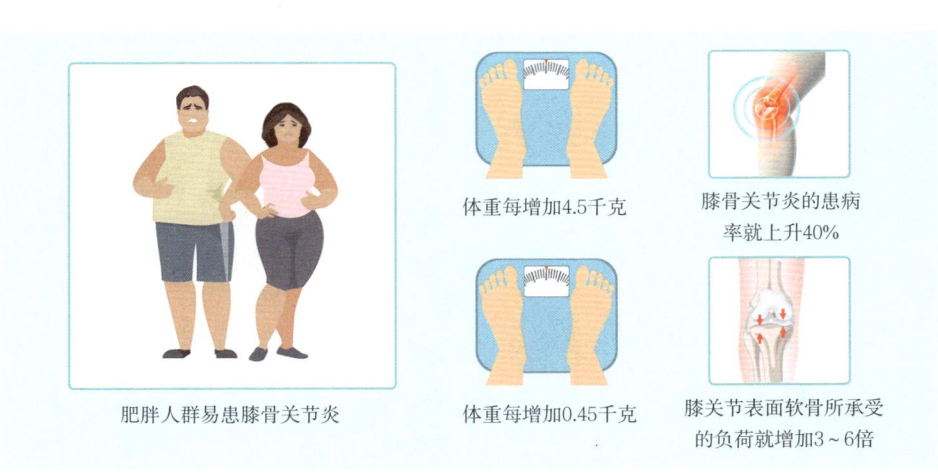

肥胖人群易患膝骨关节炎　体重每增加4.5千克　膝骨关节炎的患病率就上升40%

体重每增加0.45千克　膝关节表面软骨所承受的负荷就增加3～6倍

图7-3　肥胖对膝关节的不良影响

因此，任何年龄段的人群，均要适当控制饮食，注意调整饮食结构，将体重控制在合适范围内，这将有助于减轻膝关节所承受的压力和膝关节软骨的磨损程度，降低膝骨关节炎的患病率。

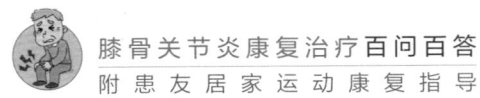

小提示

　　体重超重会增加膝关节的负担，导致膝关节承重过度、负荷增加，进而引发关节受力不均，加剧关节内部结构间的摩擦和软骨磨损，从而加速膝关节的退变。因此，科学、健康地控制体重显得尤为重要。在减重过程中，应注意平衡膳食，保障优质蛋白、微量元素的摄入，同时避免盲目采用极端方式减重，以免对身体造成不良影响。

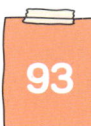

93 膝骨关节炎患友如何正确进行冷敷和热敷？

常常听到膝骨关节炎患友询问：关节疼痛时，是选用冷敷还是热敷？实际上，**这个问题需要根据疼痛的具体病因来分析和处理。**

对于因运动受伤或扭伤引起，处于急性期（即损伤后的3天内），且局部关节出现红肿热痛的患友，建议在受伤后48小时内对红肿部位进行冷敷。冷敷可减少受损组织内部毛细血管的渗血，降低局部代谢率，有助于缓解肿胀、减轻炎症反应并起到镇痛的作用。

对于处于非急性期的膝骨关节炎患友，若关节仅存在轻微肿胀，可以采用局部热敷的方式进行理疗。热敷有助于改善关节血液循环，提高机体代谢速度，促进炎症吸收，同时可以减轻局部水肿并增加韧带的弹性，有利于膝关节恢复正常的活动范围（图7-4）。

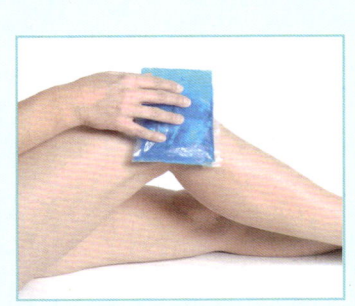
受伤后48小时内对红肿部位进行冷敷

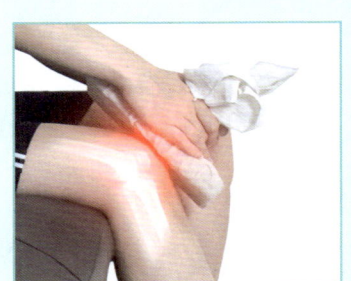
非急性期可进行局部热敷

图7-4 冷敷和热敷

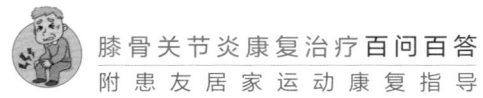
小提示

冷敷时要注意观察，防止冻伤，如果冷敷部位的皮肤出现苍白、青紫或反应迟钝、麻木等情况，应立刻停止冷敷。

热敷时要注意避免烫伤或灼伤，切忌用过热的物品直接接触皮肤，若患处有皮损、伤口的情况，则不宜进行热敷。

糖尿病患友常因周围神经病变导致皮肤对温度的感觉不敏感，因此在冷敷或热敷时更应严密观察、认真防护，以免造成伤害。

94 膝骨关节炎患友的饮食注意事项有哪些？

膝骨关节炎患友应注意饮食营养的均衡，避免暴饮暴食。首先，可以多吃富含钙质的食物，如牛奶、蛋类、豆制品、紫菜、花生及芝麻等，中老年人可通过钙片额外补充；其次，多吃蔬菜、水果，适量摄入维生素C，有助于减轻炎症反应和改善骨骼健康；再次，**吃富含蛋白质的食物，但应控制摄入量**，因为过量摄入蛋白质会加速体内钙质的流失（图7-5）；最后，尽量避免进食高油脂、高盐分的食物，以免引起体重增加、水钠潴留。

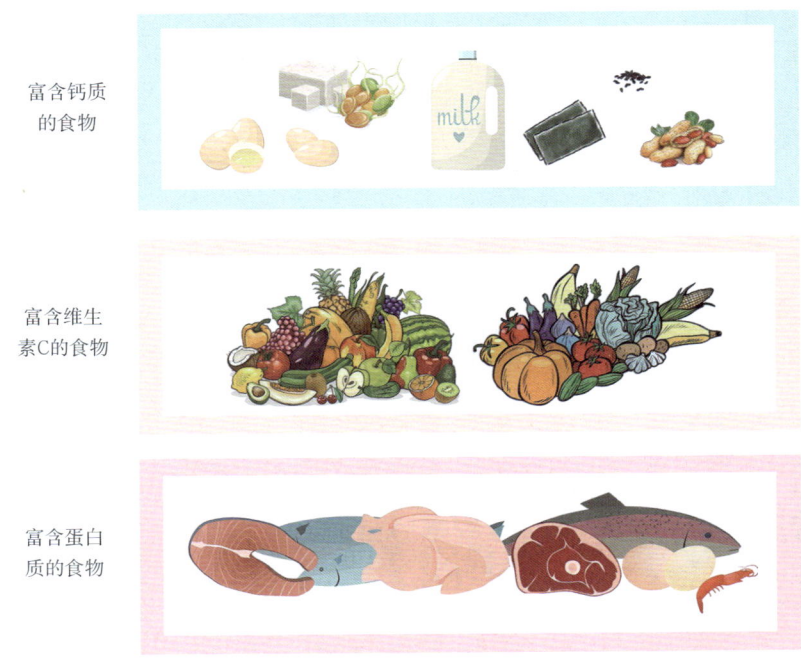

富含钙质
的食物

富含维生
素C的食物

富含蛋白
质的食物

图7-5 膝骨关节炎患友的饮食建议

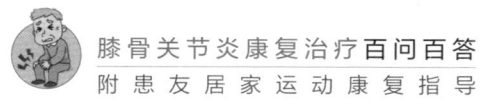

小提示

　　膝骨关节炎患友应合理控制蛋白质的摄入，但可选择牛蹄筋等富含蛋白质的食物作为适量补充。同时，应少吃辛辣、油腻的食物，以免刺激关节，加剧急性期的炎症反应。此外，饮食不宜过咸，因钠在体内的代谢过程中，会增加肾脏对钙的排泄。当摄入大量高钠食物时，肾脏会努力排出多余的钠，钙也会随之排出体外，长此以往，就容易导致体内钙质的流失，影响骨骼健康。

95 膝骨关节炎患友的生活注意事项有哪些?

膝骨关节炎是慢性病，患友在日常生活中要多加保护退变劳损的膝关节，注意日常生活细节，以减少不必要的伤害和磨损，延长关节的使用寿命。具体生活注意事项如下：

（1）**适当休息，避免过度损耗膝关节**　外出时，应尽量减少远距离或长时间的步行，以及频繁上下楼梯。同时，注意避免久坐、久站、久蹲、久跪等可能加重膝关节负担的姿势，以减少膝关节的劳损。

（2）**适量运动，增加膝关节的稳定性和灵活性**　鼓励进行居家腿部肌力和耐力的锻炼，如进行坐位抬高下肢的练习，每次持续3～5分钟，重复8～10次，以增强股四头肌的力量和耐力，提高膝关节的稳定性和灵活性。

（3）**注意膝关节的保暖，必要时佩戴护膝**　膝关节受凉可诱发或加重膝关节炎症的反复发作，导致疼痛加剧，而护膝具有保暖作用，有助于减少膝关节炎症的反复发作。此外，建议患友在长时间行走、站立或上下楼梯时佩戴护膝，为膝关节提供额外的支撑，从而起到稳定关节、减轻关节负担的作用（图7-6）。

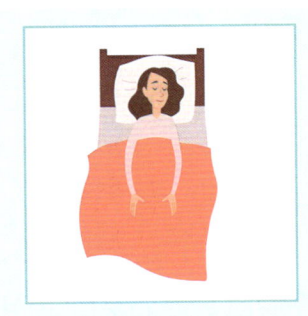
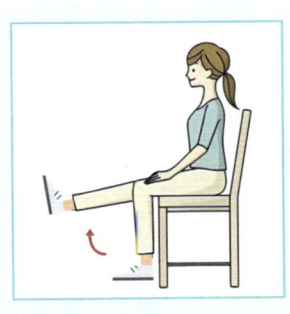
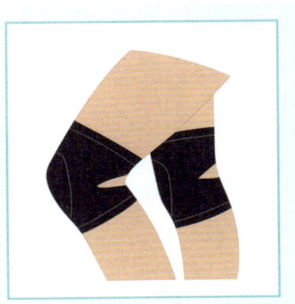

适当休息　　　　　　　　适量运动　　　　　　　　注意膝关节的保暖

图7-6　膝骨关节炎患友的生活注意事项

171

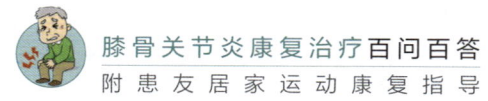
小提示

　　膝关节的日常养护涉及方方面面，患友可以多与主诊医生或治疗师沟通了解。另外，在运动时为了保证膝关节的稳定性和灵活性，患友可使用肌内效贴（一种常用于运动防护的弹性贴布），其操作简单，正确使用可起到支持和保护肌肉、韧带的作用，从而避免膝关节受损。

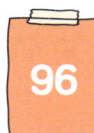

96 **膝骨关节炎患友如何保持心理健康?**

中老年膝骨关节炎患友容易出现悲观、焦虑的情绪。为保持心理健康,我们的建议如下:

1) 患友可主动学习相关医学知识,提高对膝骨关节炎的认知,以消除过度紧张的情绪,保持平和心态,树立康复的信心。

2) 多与患友交流,主动倾诉内心的困扰,正视自己的心理活动变化,必要时可寻求专业精神心理科医生的帮助。

3) 患友遇到困难时可多方寻求帮助,亲朋好友、医务人员、社会工作者等都是可以寻求帮助的对象,切勿一味苦恼,陷入自我封闭的状态,避免被悲观情绪所主导(图7-7)。

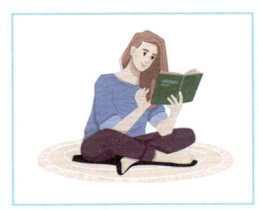
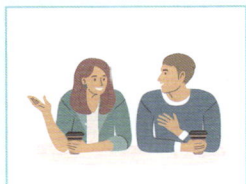
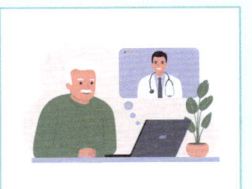

学习相关医学知识　　　　多与患友交流　　　　多方寻求帮助

图7-7　膝骨关节炎患友保持心理健康的方法

小提示

膝骨关节炎是慢性病,常反复发作,发作时出现的关节肿痛和活动受限会对患友的日常活动造成显著影响。面对这一长期挑战,患友要树立正确的疾病观念,提升个人对疾病的认知,从而消除不必要的恐惧心理。最重要的是,患友应积极配合医生并接受规范的康复治疗,以维持病情的稳定和提高生活质量。

97 日常生活中，哪些活动或姿势会加重膝关节的负担？

人类在行走时，膝关节所承受的负荷是静止站立时的2倍，而上下楼梯时，这一负荷更是增至静止站立时的3~4倍。至于打球等剧烈运动，膝关节所承受的负荷则达到静止站立时负荷的6倍。**最让膝关节"受伤"的是蹲或跪的姿势**，此时膝关节所承受的负荷可达静止站立时的8倍（图7-8）。

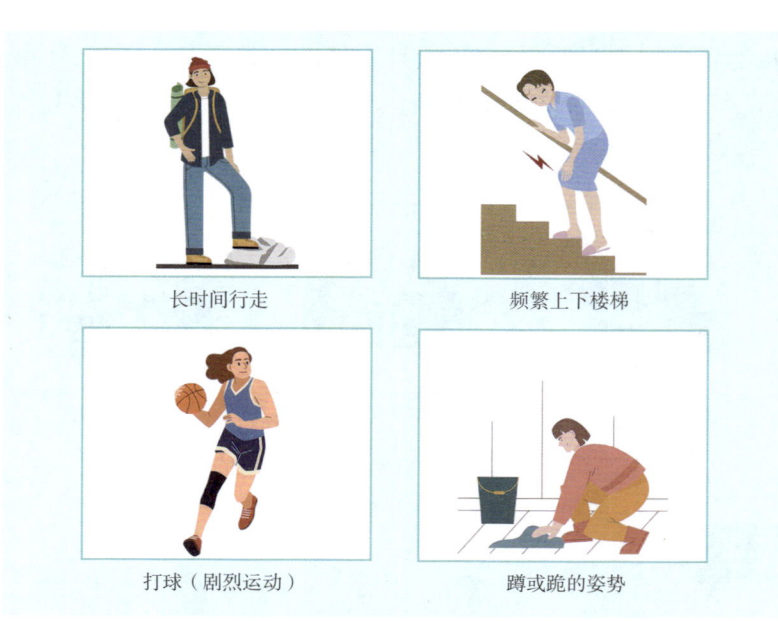

长时间行走　　　　　　　频繁上下楼梯

打球（剧烈运动）　　　　蹲或跪的姿势

图7-8　日常生活中加重膝关节负担的活动或姿势

因此，对于膝骨关节炎患友来说，需注意控制日常生活中可能额外增加膝关节负荷的活动，如限制长时间的户外行走，减少上下楼梯的次数，避免参与剧烈运动，以及减少蹲或跪的姿势。在上下楼梯时，应避免手提重物，可手拉栏杆以助力，并注意间断小憩，同时可以佩戴护膝，以增加膝关节的稳定性，减少活动时膝关节的磨损。

小提示

日常生活中，保护膝关节的细节有很多。例如，运动时穿着合适的运动鞋；避免长时间在坚硬、不平整的路面上行走，转而选择橡胶跑道等柔软、平整的地面，以有效降低运动带来的伤害。同时，在不引起膝关节不适的前提下，控制每日的步行总量，建议控制在7 000~8 000步。重视细节管理，呵护关节健康，即可延长关节的使用寿命。

98 膝骨关节炎患友如何有效参与病情自我管理?

对于膝骨关节炎这种慢性进展性疾病,患友要积极投身于疾病的全程管理中。

(1)疾病早期 此阶段症状轻微,可能仅在受凉,劳累或者轻微外伤后出现膝关节的疼痛,酸胀,极容易被患友忽视。患友应主动了解疾病科普知识,积极管理体重和适量运动,避免过度的药物治疗。

(2)疾病中期 患友出现典型的膝关节疼痛和僵硬症状,运动或活动增加时,膝关节肿胀间歇发作。此时,应开始接受规范的物理治疗,并联合其他治疗措施。疼痛严重的患友还要参与并发症的管理,如管理情绪,睡眠问题等,重视通过综合手段来减轻疼痛。

(3)疾病后期 膝关节持续疼痛,不能缓解,常伴有关节肿胀,僵硬或畸形,甚至关节活动范围受限。在使用药物治疗的同时,仍应重视物理治疗等基础治疗。患友应积极与主诊医生或治疗师沟通,共同制订既实际又可实现的长,短期治疗目标。例如,短期治疗目标是每周能够进行3次,每次10分钟的步行锻炼;长期治疗目标是3个月后,每周能够进行3次,每次30分钟的步行锻炼(图7-9)。

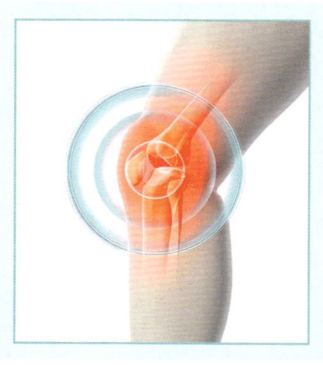

疾病早期
应主动了解疾病科普知识,积极管理体重和适量运动,避免过度的药物治疗
疾病中期
应开始接受规范的物理治疗,并联合其他治疗措施
疾病后期
在使用药物治疗的同时,仍应重视物理治疗等基础治疗

图7-9 膝骨关节炎不同病情阶段的自我管理要点

99 帮助稳定膝骨关节炎病情的管理措施还有哪些？

（1）制订并执行长期日常锻炼计划 膝骨关节炎患友都应制订长期且可实施的日常锻炼计划。制订计划时，应选择冲击性小的有氧运动，如步行、骑自行车、划船和深水跑等，同时联合下肢力量训练，以稳定和保护膝关节。

（2）减重和预防跌倒 日常生活中，通过合理饮食管理、居家环境改造（如铺设防滑垫、增设扶手等）来有效减轻体重和预防跌倒。

（3）积极使用保护性辅助器具 根据病情需要，使用护膝以增加膝关节的稳定性。同时，使用鞋垫和其他专业鞋类也是有效的辅助手段。研究显示，膝骨关节炎伴胫骨外侧增生及膝外翻畸形的患友，使用内侧楔形鞋垫后疼痛显著缓解。此外，稳定支撑性生物力学鞋可以更大程度减轻步行时的膝关节疼痛，提高行走舒适度。

小提示

按照防护等级的不同，护膝分为保暖型、运动型和医疗型（图7-10）。保暖型护膝适用于女性患友；运动型护膝兼具保暖和运动保护的作

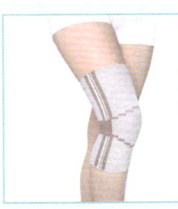
保暖型

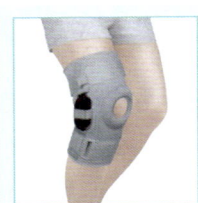
运动型

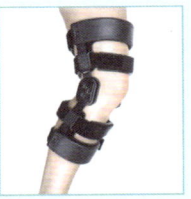
医疗型

图7-10 护膝的分类

用，适用于有运动爱好的患友及中老年患友；而医疗型护膝应在医生的指导下使用。

100 膝骨关节炎患友应该穿什么样的鞋子?

鞋子是每个人的日常必备品,穿着舒适的鞋子有助于缓解下肢疲劳,减轻膝关节负担,避免膝关节劳损。

膝骨关节炎患友应该如何挑选合适的鞋子?

(1)确保鞋型与脚型匹配 尽量选择宽头鞋子,宽头鞋子不同于尺码稍大的鞋子,有些患友认为买尺码稍大的鞋子就能获得更多的空间,实际上单纯增加鞋子的长度,会改变脚掌的弯曲点和着地模式,从而带来一系列不适问题。

(2)选择支撑性好的鞋子 鞋子的支撑性对于缓解膝关节劳损至关重要。脚部获得的支撑越多,走路也就越省力,支撑性差的鞋子容易引起脚痛。鞋子的支撑性主要来自鞋底和鞋帮:鞋底不能太软,要有弹性;鞋帮要结实,保证能够固定脚踝,确保脚部在行走时保持正确的姿态与方向。

(3)选择容易调节的鞋子 鞋子的可调节性越强,其适配度就越好。可以考虑使用弹性鞋带,这种鞋带不仅易于调节,一拉就紧,还可以让患友享受到直接穿上已系好鞋带的鞋子的便捷。此外,魔术贴或拉链鞋带也是不错的选择。

(4)尽量避免选择平底鞋 平底鞋一般鞋跟较薄,鞋底较硬,缺乏足够的支撑力与减震效果。如果已经习惯穿着平底鞋,建议选择那些有良好减震功能和足弓支撑系统的款式。在选购时,可以先观察鞋底,确保其并非完全平坦而是带有一定弧度以贴合脚型。同时,鞋底也不能太软,如果能将鞋子扭成螺旋状,或鞋尖到鞋跟能够轻易弯曲对折,则不适合膝骨关节炎患友穿着,因这些特性无法提供足够的稳定性与支撑力。

（5）避免错误的穿鞋方式　长期穿同一双鞋子，鞋子会适应个人的走路习惯而逐渐变形，时间长了可能会增加肌肉、骨骼和关节的负担并引发压力性损伤。因此，建议每周换穿2~3双鞋子。另外，避免穿尺码过小的鞋子，或者所有鞋子都采用同一尺码。考虑到膝骨关节炎患友的脚部尺寸一直在变化，可能需要换穿不同尺寸的鞋子，因此每次买新鞋前，都应重新测量自己的脚部尺寸，以买到舒适且适配的鞋子。

（6）选择合适的时间购鞋　建议选择下午去购鞋。由于通常早上脚部显小，因此最好在下午脚部最大的时候去买鞋，这样可以保证购买到的鞋子不会太松也不会太紧。试鞋的时候，双脚都要试穿，如果发现合穿的两只鞋尺码大小存在差异，建议选择尺码稍大的那双鞋子。

小提示

膝骨关节炎患友在挑选鞋子时，应以舒适性和能够减轻膝关节负担为主要原则，并从鞋型、鞋面、鞋底、鞋跟等多个方面进行综合考量，从而为膝关节的健康提供有效保障。

附录　患友居家运动康复指导

一、运动训练须知及注意事项

1. 运动训练须知

（1）拉伸要适度　肌肉拉伸过程中有牵拉感即可，避免过度牵拉诱发疼痛。若出现疼痛，请减少拉伸力度或幅度；若拉伸过程中拉伸感减弱，可配合呼吸增加拉伸幅度。

（2）拉伸要配合呼吸　呼气时，可以通过逐渐增加关节活动度来拉伸肌肉；吸气时，保持拉伸程度不变，不增加关节活动度。

（3）力量训练时也应配合呼吸　呼气时发力，吸气时还原。另外，进行动作训练时应在有控制的情况下慢慢进行，不可一味追求动作完成数量，而忽略动作完成质量。

2. 运动注意事项

1）进行运动锻炼时，应从热身运动开始，如从简单的肌肉拉伸，逐渐过渡至肌肉抗阻训练、功能性训练等。

2）训练量和训练强度应循序渐进地增加，避免一开始就进行高强度训练。

3）在运动过程中，如出现疼痛，应降低运动幅度或暂停该动作；如感到锐痛或撕裂痛，应立即停止运动并咨询医务人员。

4）如果运动后，膝关节发热明显，可适当进行冰敷，每次冰敷15分钟左右。运动后出现一定程度的酸痛感是正常现象，如第2天出现疲惫感，可能是运动量过大，应适当减量。

二、关节灵活性训练

1. 腘绳肌拉伸训练（附图1）

训练目的： 放松大腿后侧的腘绳肌。

训练工具： 椅子。

动作要领： 端坐于椅子上，伸直拉伸侧的腿，保持脚跟着地，脚尖抬起，踝关节自然放松；然后，保持背部挺直，将身体逐渐前倾，直到大腿后侧出现拉伸感。深吸气时保持躯干不动，深呼气时身体进一步前倾，循环往复。每次拉伸持续1分钟，然后休息15秒，重复3次为1组，每天3组。

注意事项： 拉伸时要保持背部挺直，避免腰部弯曲或旋转。

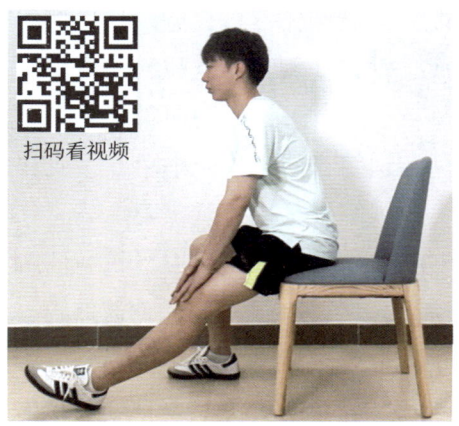

附图1　腘绳肌拉伸训练

2. 股四头肌拉伸训练（附图2）

训练目的： 放松大腿前侧的股四头肌。

训练工具： 墙、床或瑜伽垫。

动作要领： 侧身靠墙站立，一手扶墙以保持平衡，另一手握住同一侧腿的脚踝；接着，手发力将脚拉向臀部，并感受大腿前侧的拉伸感。拉伸过程中应保持躯干挺直，并配合呼吸，深吸气时保持拉伸程度不变，深呼气时进一步拉伸。每

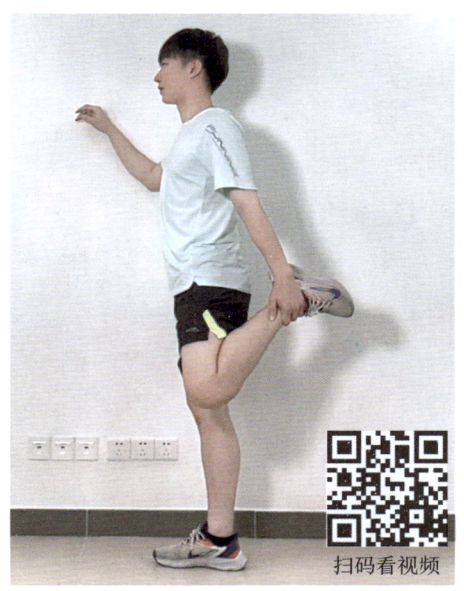

附图2　股四头肌拉伸训练

次拉伸持续1分钟，然后休息15秒，重复3次为1组，每天3组。

注意事项： 拉伸应在无痛范围内进行，同时应控制大腿位置，不要屈曲髋关节，应保持髋关节微后伸。如果站立位不能完成此动作，可在俯卧位或侧卧位下完成，动作要领与站立位时一致。

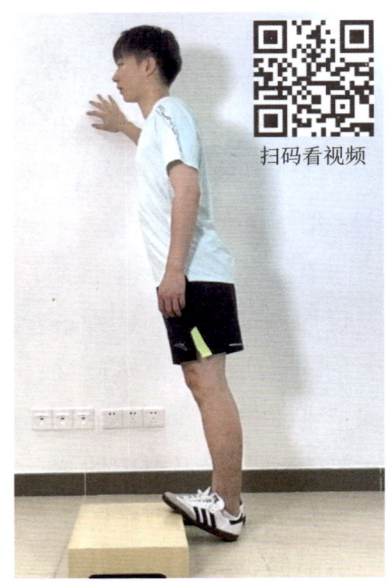

扫码看视频

3. 小腿三头肌拉伸训练（附图3）

训练目的： 放松小腿三头肌和跟腱。

训练工具： 台阶或墙角。

动作要领： 站立位，将一侧脚置于台阶上，保持脚跟着地，膝盖伸直；然后用手扶墙，维持身体平衡，另一侧脚向前迈步，感受小腿后侧及跟腱处的拉伸感。拉

附图3　小腿三头肌拉伸训练

伸过程中应配合呼吸，深吸气时保持拉伸程度不变，深呼气时身体向前倾，以加强拉伸程度。每次拉伸持续1分钟，然后休息15秒，重复3次为1组，每天3组。

注意事项： 在拉伸过程中，应保持膝盖伸直，以确保正确地拉伸小腿肌肉；动作进行时应确保身体稳定，避免因失衡而跌倒。

4. 内收肌拉伸训练（附图4）

训练目的： 放松大腿内侧的内收肌。

训练工具： 床或瑜伽垫。

动作要领： 端坐于床上，两膝弯曲，脚掌相对，前臂轻轻搭在膝盖上；然后前臂加压，让双

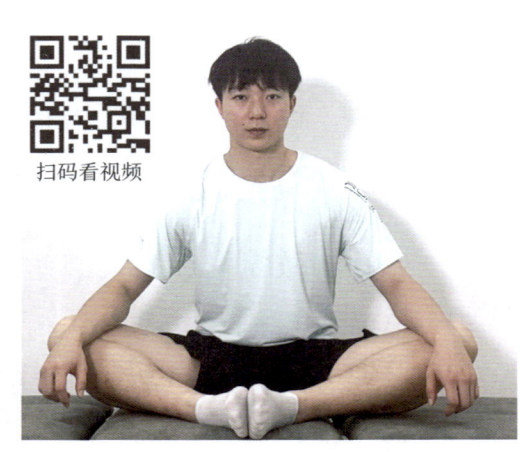

扫码看视频

附图4　内收肌拉伸训练

腿进一步打开，同时感受大腿内侧的拉伸感。拉伸过程中应配合呼吸，深吸气时保持拉伸程度不变，深呼气时双手进一步加压或躯干进一步前倾，以加强拉伸程度。每次拉伸持续1分钟，然后休息15秒，重复3次为1组，每天3组。

注意事项：在执行动作时，如出现腰部不适，应立即停止。

5. 髂胫束拉伸训练（附图5）

训练目的：放松大腿外侧的髂胫束。

训练工具：椅子或墙面。

动作要领：靠墙站立，拉伸侧的手扶椅背以保持平衡，另一手叉腰；然后拉伸腿交叉至另一腿后方，前腿屈膝支撑，接着身体向椅背靠近，感受大腿外侧的拉伸感。拉伸过程中应配合呼吸，深吸气时保持拉伸程度不变，深呼气时身体进一步向椅背靠近，以加强拉伸程度。每次拉伸持续1分钟，然后休息15秒，重复3次为1组，每天3组。

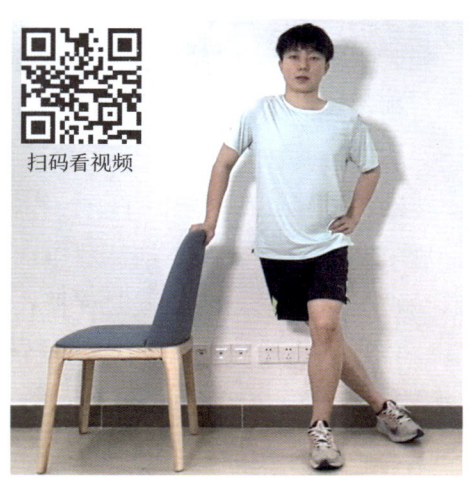

扫码看视频

附图5　髂胫束拉伸训练

注意事项：在拉伸过程中，应保持身体其他部位的稳定，避免脊柱扭转或过度倾斜。

6. 坐姿梨状肌拉伸训练（附图6）

训练目的：放松臀部的梨状肌。

训练工具：椅子。

动作要领：端坐于椅子上，然

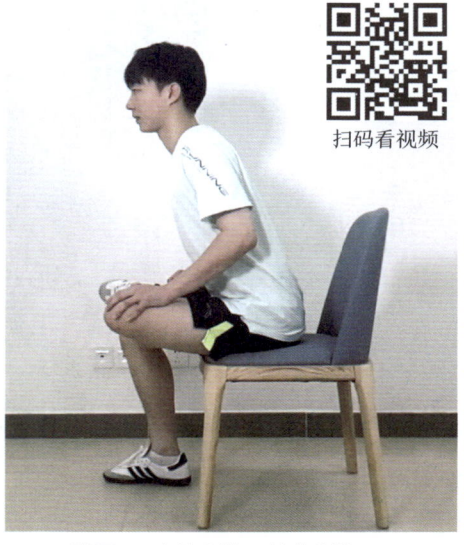

扫码看视频

附图6　坐姿梨状肌拉伸训练

后将拉伸侧的脚踝放在对侧腿上，接着手掌轻轻对膝盖施加压力，同时身体向前倾，感受臀部的拉伸感。拉伸过程中应配合呼吸，深吸气时保持拉伸程度不变，深呼气时身体进一步前倾，以加强拉伸程度。每次拉伸持续1分钟，然后休息15秒，重复3次为1组，每天3组。

注意事项：在拉伸过程中，应保持身体其他部位的稳定，避免脊柱扭转或过度倾斜。

7. 坐姿臀大肌拉伸训练（附图7）

训练目的：放松臀大肌。

训练工具：椅子。

动作要领：端坐于椅子上，然后将拉伸侧的大腿放在对侧腿上（跷二郎腿姿势），接着双手抱住膝盖向上提拉，感受臀部的拉伸感。拉伸过程中应配合呼吸，深吸气时保持拉伸程度不变，深呼气时进一步向上提拉，以加强拉伸程度。每次拉伸持续1分钟，然后休息15秒，重复3次为1组，每天3组。

注意事项：在拉伸过程中，应保持身体其他部位的稳定，避免脊柱扭转或过度倾斜。

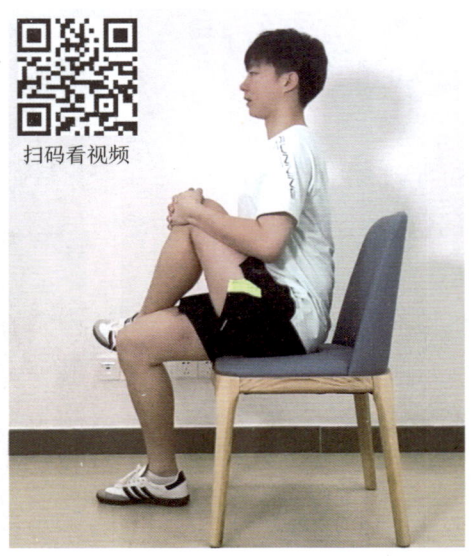

扫码看视频

附图7　坐姿臀大肌拉伸训练

三、肌肉力量强化训练

1. 股四头肌等长收缩训练（附图8）

训练目的： 加强股四头肌的力量，提高膝关节的稳定性。

训练工具： 毛巾、床或瑜伽垫。

动作要领： 仰躺于床上，在锻炼侧的膝盖下方放置一条卷起的毛巾，并勾起脚尖；接着收缩大腿前侧的肌肉并下压毛巾卷，保持下压状态5秒，然后放松。训练过程中应配合呼吸，呼气时发力，吸气时放松。重复此动作，每组15个，组间休息30秒，每次3组，每天3次。

注意事项： 在下压毛巾卷过程中，脚跟应始终紧贴床，并且确保膝盖下压的力量来自大腿前侧的肌肉，而不是其他肌肉。

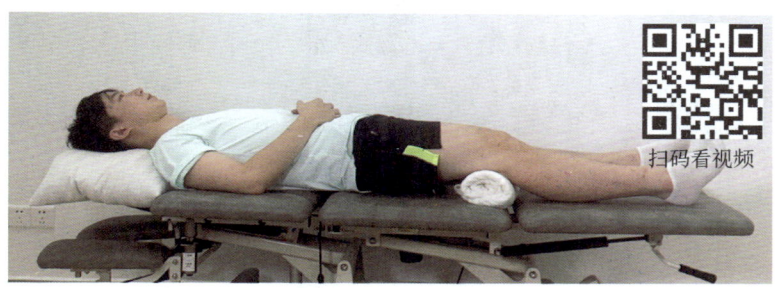

扫码看视频

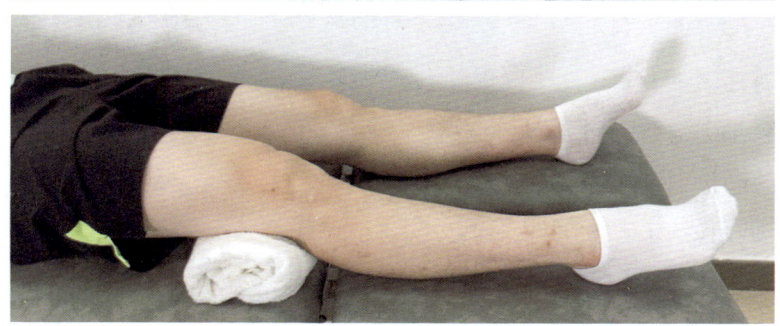

附图8　股四头肌等长收缩训练

2. 直腿抬高训练（附图9）

训练目的： 加强髋关节屈曲的力量。

训练工具： 床或瑜伽垫。

动作要领：仰躺于床上，双下肢自然伸直，健侧腿屈髋屈膝，患侧腿勾起脚尖并抬起，动作末端保持5秒。训练过程中应配合呼吸，呼气时发力，吸气时放松。重复此动作，每组15个，组间休息30秒，每次3组，每天3次。

注意事项：在抬腿过程中，应确保膝盖伸直，避免膝关节屈曲，并避免腰部发力；动作难度应循序渐进地增加，从无重量开始，而后可以加置重物，以增加训练难度。

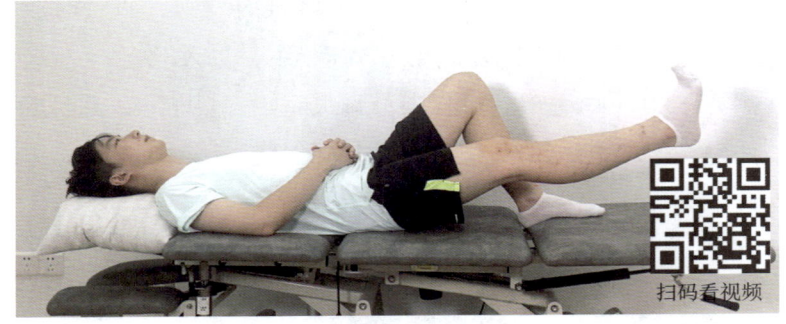

附图9　直腿抬高训练

3. 坐位提踵训练（附图10）

训练目的：增强小腿三头肌的力量。

训练工具：椅子。

动作要领：端坐于椅子上，双脚距离与肩同宽，大腿放松，小腿后方肌肉发力，将脚跟抬起，动作末端保持5秒，然后回到初始位置。训练过程中应配合呼吸，呼气时发力，抬起脚跟，吸气时放松。重复此动作，每组15个，组间休息30秒，每次3组，每天3次。

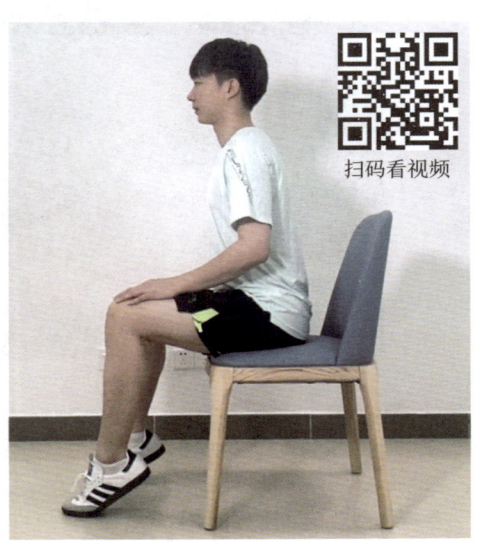

附图10　坐位提踵训练

注意事项：动作难度应循序渐进地增加，从无重量开始，后续可在膝盖上放置重物或从坐位过渡到站立位，以增加训练难度。

4. 伸膝抗阻训练（附图11）

训练目的：强化股四头肌的力量。

训练工具：弹力环、床或椅子。

动作要领：端坐于床上（双脚离地），将弹力环置于双下肢的脚踝处。一侧腿作为固定点保持不动，另一侧腿对抗弹力环的阻力伸直膝盖，动作末端保持5秒。训练过程中应配合呼吸，呼气时伸膝发力，吸气时回到初始位置，动作要缓慢。每组15个，组间休息30秒，每次3组，每天3次。

注意事项：动作难度应循序渐进地增加，可通过增加固定端的屈膝角度或换用阻力更大的弹力环，以增加训练难度。

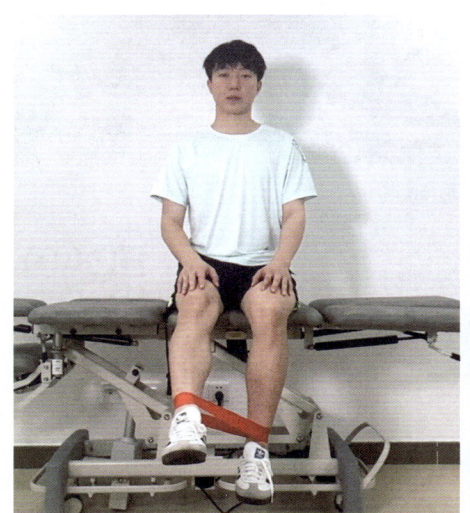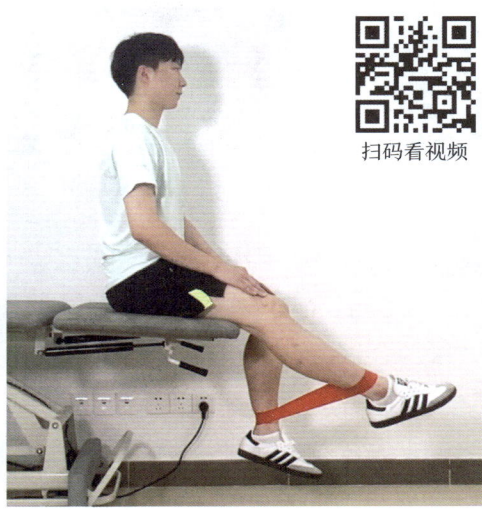

扫码看视频

附图11　伸膝抗阻训练

5. 屈膝抗阻训练（附图12）

训练目的：强化腘绳肌的力量。

训练工具：弹力环、床或椅子。

动作要领：端坐于床上（双脚离地），将弹力环置于双下肢的脚踝处。伸直双膝，一侧腿作为固定点保持不动，另一侧腿对抗弹力环的阻力屈曲膝盖，动作末端保持5秒。训练过程中应配合呼吸，呼气时屈膝发力，吸气时回到初始位置，动作要缓慢。每组15个，组间休息30秒，每次3组，每天3次。

注意事项：动作难度应循序渐进地增加，可通过换用阻力更大的弹力环，以增加训练难度。

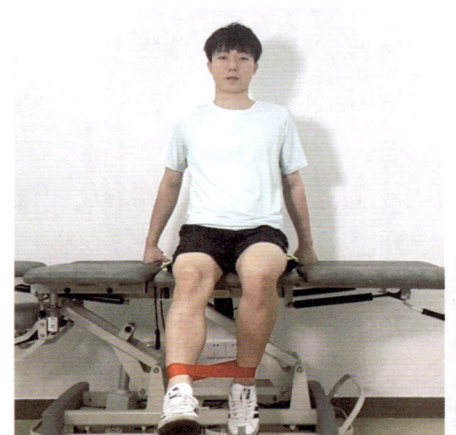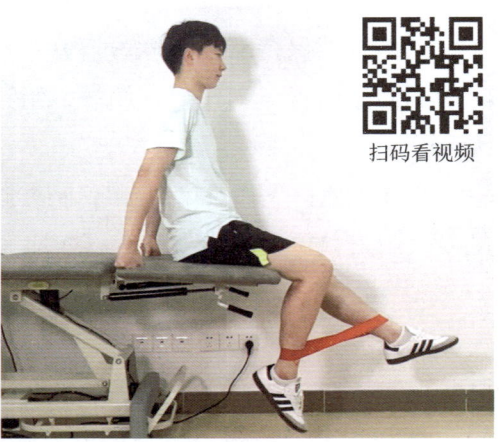

扫码看视频

附图12　屈膝抗阻训练

6. 髋外旋抗阻训练（附图13）

训练目的：强化髋外旋肌的力量。

训练工具：弹力环和椅子。

动作要领：端坐于椅子上，双脚距离与肩同宽，将弹力环置于双下肢的膝盖上方处。一侧腿保持不动，另一侧腿对抗弹力环的阻力做外旋动作，动作末端保持5秒。训练过程中应配合呼吸，呼气时发力，吸气时回到初始位置，动作要缓

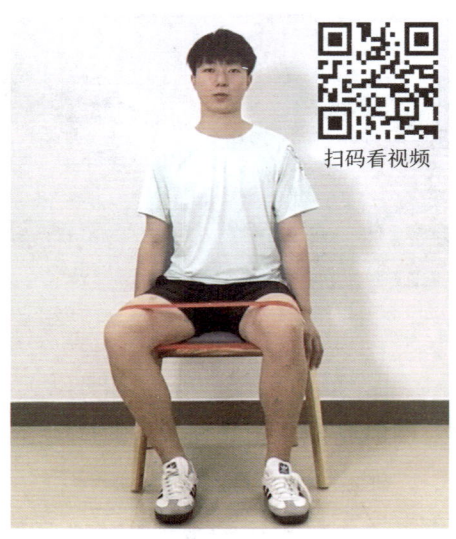

扫码看视频

附图13　髋外旋抗阻训练

慢。每组15个，组间休息30秒，每次3组，每天3次。

注意事项： 在发力过程中，脚不离地，并确保使用臀部肌肉发力。动作难度循序渐进地增加，可通过增加两膝之间的距离或换用阻力更大的弹力环，以增加训练难度。

7. 蚌式训练（附图14）

训练目的： 强化臀中肌的力量。

训练工具： 弹力环、床或瑜伽垫。

动作要领： 将弹力环置于双腿的膝盖处，侧躺于床上，双脚并拢，屈髋屈膝（屈髋45°，屈膝90°）。下方腿紧贴床并保持不动，上方腿对抗弹力环的阻力做髋外旋动作，动作末端保持5秒。训练过程中应配合呼吸，呼气时发力，吸气时回到初始位置，动作要缓慢。每组10个，组间休息30秒，每次3组，每天3次。

注意事项： 在发力过程中，两侧脚踝应紧贴，并保持骨盆稳定，避免身体发生扭转。动作难度应循序渐进地增加，后续可换用阻力更大的弹力环，以增加训练难度。

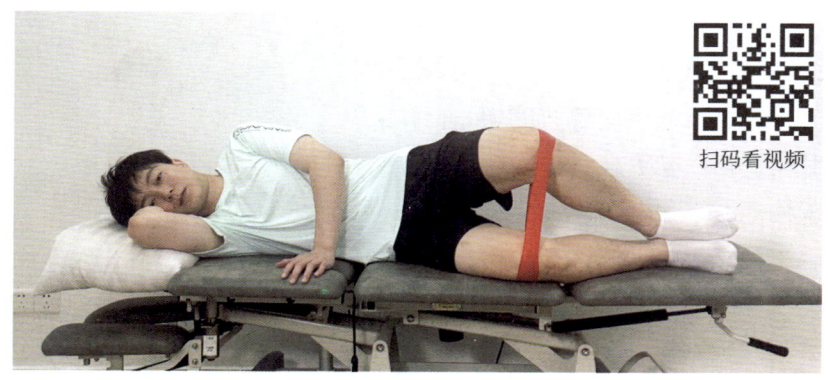

扫码看视频

附图14　蚌式训练

8. 坐姿夹球训练（附图15）

训练目的： 强化内收肌的力量。

训练工具： 瑜伽球和椅子。

动作要领： 端坐于椅子上，屈髋屈膝90°，将瑜伽球放置于两膝中间，然后双腿用力夹球，保持10秒，随后放松休息。训练过程中应配合呼吸，呼气时发力夹球，吸气时回到初始位置，动作要缓慢。每组15个，组间休息30秒，每次3组，每天3次。

注意事项： 在训练过程中，应避免身体其他部位代偿发力。

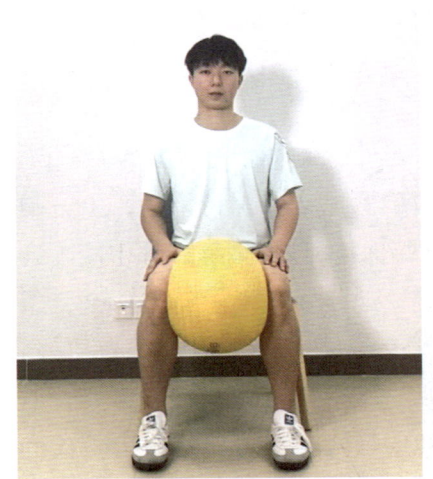
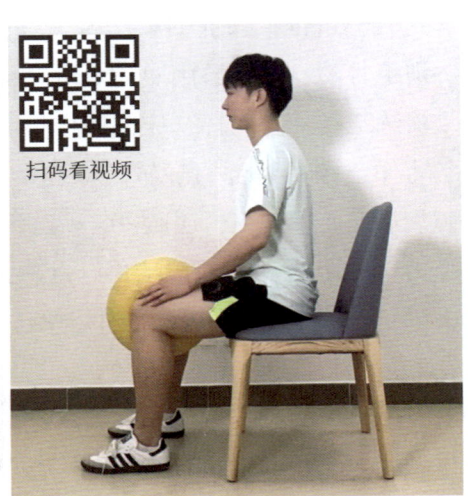

扫码看视频

附图15　坐姿夹球训练

9. 站立位屈髋抗阻训练（附图16）

训练目的： 强化屈髋肌的力量。

训练工具： 弹力环。

动作要领： 自然站立位，弹力环置于脚部，双手叉腰，核心肌肉收紧，双腿交替抬起，进行原地踏步，抬到约屈髋90°时，保持5秒，然后回到初始位置。训练过程中应配合呼吸，呼气时发力，吸气时回到初始位置，动作要缓慢。每组15个，组间休息30秒，每次3组，每天3次。

注意事项： 在训练过程中，应保

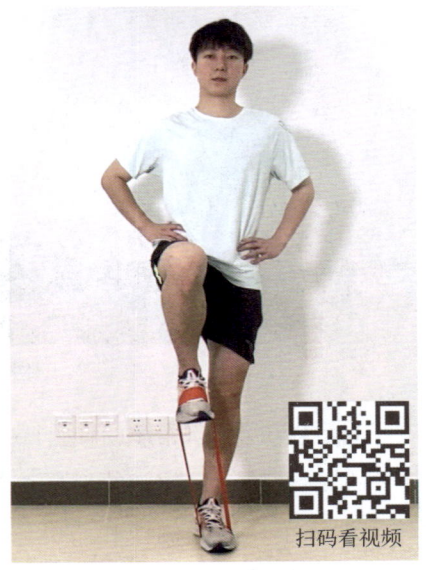

扫码看视频

附图16　站立位屈髋抗阻训练

持躯干正直，避免弯腰；另外要注意安全，可以通过手扶墙壁来保持平衡，避免跌倒。

10. 臀桥训练（附图17）

训练目的： 强化臀肌的力量。

训练工具： 弹力环、床或瑜伽垫。

动作要领： 仰躺于床上，弹力环置于膝盖上方处，屈髋屈膝，双脚平放在床上（双脚距离与肩同宽），然后抬起臀部，做桥式运动，动作末端保持5秒，之后回到初始位置。训练过程中应配合呼吸，呼气时发力，吸气时回到初始位置，动作要缓慢。每组15个，组间休息30秒，每次3组，每天3次。

注意事项： 在训练过程中，要始终保持髋膝踝三点所形成的平面与床面垂直；动作末端，躯干应与大腿在同一平面，避免过度伸髋。

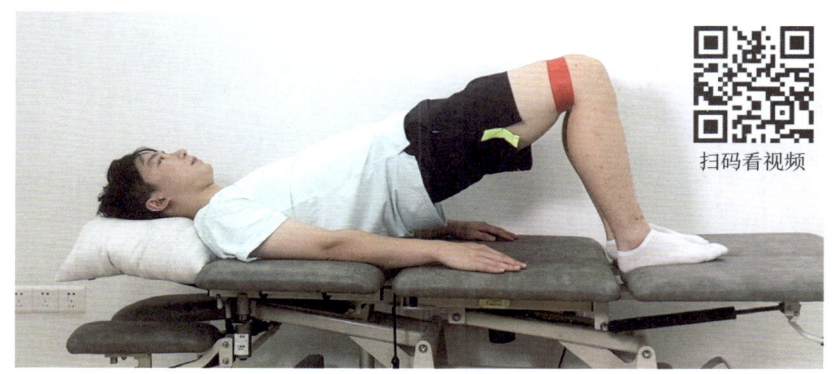

扫码看视频

附图17　臀桥训练

11. 空中踩自行车训练（附图18）

训练目的： 强化核心肌群的力量，提升腹部的稳定性。

训练工具： 床或瑜伽垫。

动作要领： 仰躺于床上，双膝弯曲，双脚平放在床上，双脚距离与肩同宽。然后屈髋屈膝90°，并保持背部与床紧贴，接着做踩自行车的动作，双腿交替轮换，直至腹部出现酸胀感或不能维持背部与床紧贴时停止。训练过程中保持自然呼吸，不要憋气，动作要缓慢。每组6个，组间

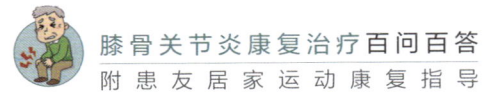
休息30秒，每次3组，每天3次。

注意事项：在训练过程中，腰部要始终紧贴床，并且是腹部发力，腰部不发力。

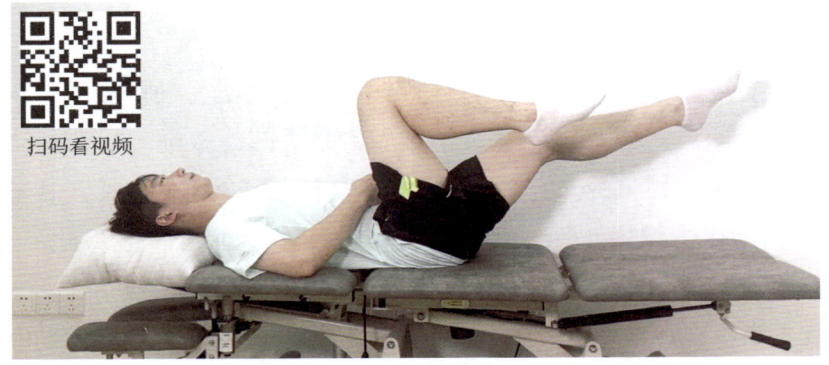

扫码看视频

附图18　空中踩自行车训练

四、功能性训练

1. 坐站转移训练（附图19）

训练目的：掌握正确的坐站转移技巧，并增强下肢肌肉的力量。

训练工具：椅子。

动作要领：端坐于椅子上，双脚距离比肩稍宽，双手置于膝盖处，然后健侧腿屈膝，身体前倾，使重心转移至健侧腿，健侧手支撑膝盖，慢慢站起。坐下时，患侧腿向前迈半步，并将重心转移至健侧腿，接着用手掌接触椅面，慢慢坐下。

注意事项：在训练过程中，应注意安全，最好在有人监护的情况下进行练习。

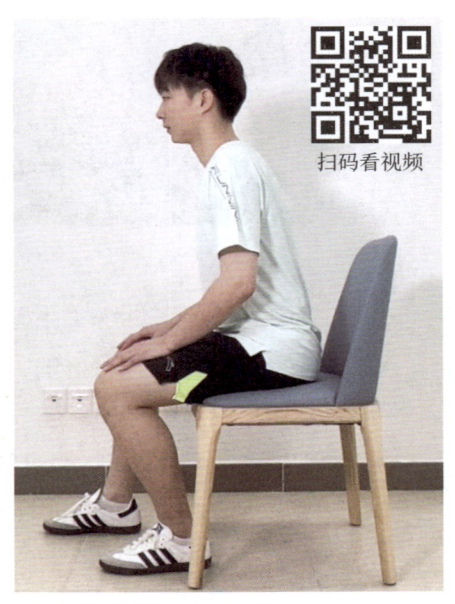

扫码看视频

附图19　坐站转移训练

2. 上下楼梯技巧训练（附图20）

训练目的：掌握正确的上下楼梯技巧，并增强下肢肌肉的力量。

训练工具：楼梯。

动作要领：上楼梯时，先将重心转移到患侧腿，让健侧腿迈上台阶，然后健侧腿发力，使患侧腿迈上健侧腿所在的台阶（非再上一级台阶）；下楼梯时，先将重心转移到健侧腿，让患侧腿迈下台阶，然后将重心转移到患侧腿，由患侧腿负重，使健侧腿迈下患侧腿所在的台阶（非再下一级台阶）。

注意事项：在训练过程中，应注意安全，最好在有人监护的情况下进行练习。

3. 单腿站立平衡训练（附图21）

训练目的：提高下肢的平衡能力。

训练工具：椅子。

动作要领：站立位，双脚距离与肩同宽，先双膝微屈，然后将重心转移到健侧腿，接着屈膝抬起患侧腿，并尽可能保持平衡，坚持30秒；之

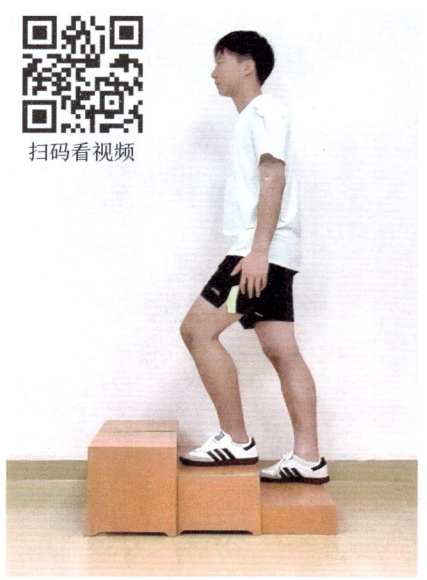

扫码看视频

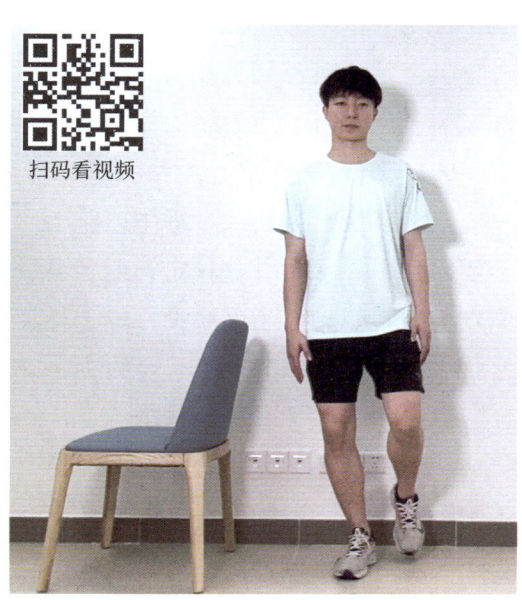

扫码看视频

附图20　上下楼梯技巧训练　　　　附图21　单腿站立平衡训练

后交替，使用患侧腿进行支撑。训练过程中保持自然呼吸，不要憋气。每组6个，组间休息30秒，每次3组，每天3次。

注意事项：如果计时中因失去平衡导致一侧腿的脚部触地，可以在腿抬起后继续计时，坚持至30秒后再换另一侧腿进行训练。动作难度应循序渐进地增加，为增加训练难度，后续可闭眼或站在平衡垫上进行训练。

4. 横向步行训练（附图22）

训练目的：强化臀中肌的力量，提高下肢的平衡能力。

训练工具：弹力环。

动作要领：站立位，双脚距离与肩同宽，弹力环置于双膝上方，然后屈髋屈膝，腰部挺直，接着横向跨步，10步后再反向跨步，回到初始位置，此为1个回合。训练过程中应配合呼吸，呼气时一侧腿发力跨步，吸气时另一侧腿跟上。每组2个回合，组间休息30秒，每次3组，每天3次。

注意事项：在训练过程中，膝盖不要内扣，并保持骨盆稳定，避免身体发生扭转。动作难度应循序渐进地增加，后续可使用阻力更大的弹力环，以增加训练难度。

5. 使用助行器辅助步行训练（附图23）

训练目的：减轻步行时膝关节的负重，避免疼痛。

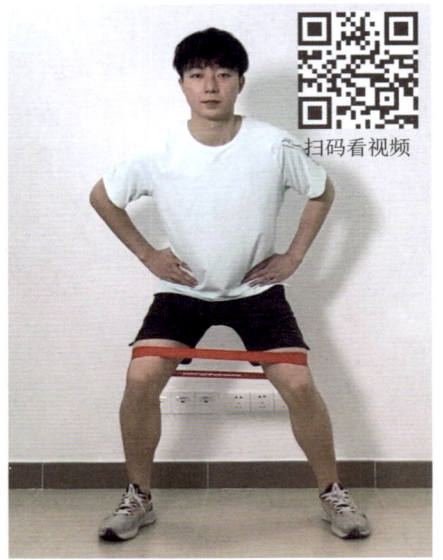

扫码看视频

附图22　横向步行训练

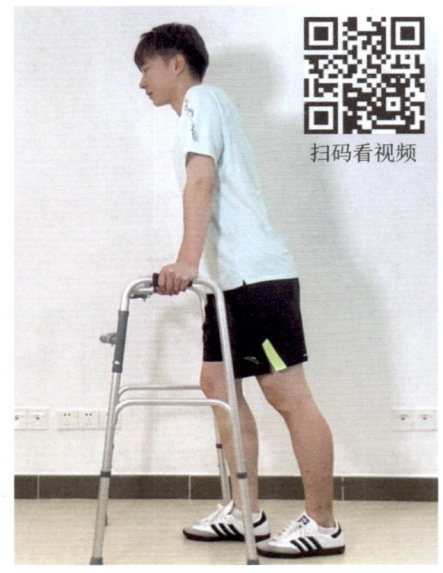

扫码看视频

附图23　使用助行器辅助步行训练

训练工具：助行器。

动作要领：调整助行器至合适高度（助行器扶手高度在腕关节处），自然站立位，双手握住助行器扶手。先向前移动助行器约一步距离，然后身体前倾，用双手支撑以分担身体重量，接着健侧腿向前迈一步，随后患侧腿迈步跟上，注意不要超过健侧腿，循环往复，向前行走。

注意事项：在训练过程中，应注意安全，最好在有人监护的情况下进行训练。另外，应保持小步幅行进，脚跟不要超过助行器两个后端支架的连线，以免因跨步过大而失去平衡或跌倒。

6. 使用手杖辅助步行训练（附图24）

训练目的：减轻步行时膝关节的负担，维持步行时的平衡。

训练工具：手杖。

动作要领：调整手杖至合适高度（手杖高度在腕关节处），自然站立位，健侧手握住手杖扶手，先向前移动手杖约一步距离，然后健侧手支撑以稳定身体，接着患侧腿向前迈一步，随后健侧腿迈步跟上，循环往复，向前行走。熟练后，可以采用手杖与患侧腿同时向前移动的策略，以提高步行速度。

注意事项：在训练过程中，应注意安全，最好在有人监护的情况下进行训练。另外，应保持小步幅行进，以免因跨步过大而失去平衡或跌倒。

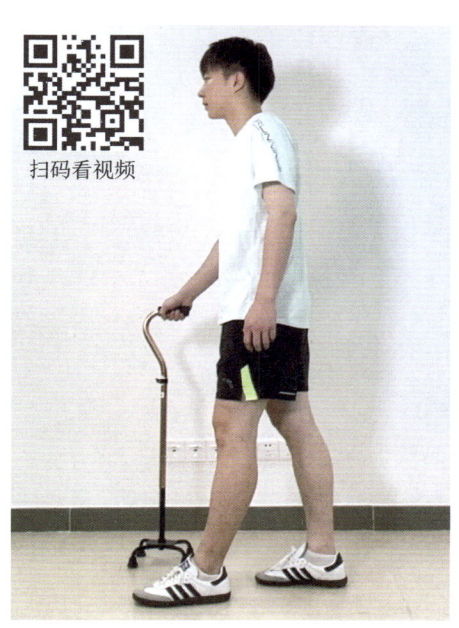

扫码看视频

附图24　使用手杖辅助步行训练